基层中医适宜外治技术操作手册

名誉主编　韩　荣（新疆医科大学中医学院
　　　　　　　　　新疆医科大学附属中医医院）

　　　　　　刘俊昌（新疆医科大学中医学院）

主　　编　马鑫文（新疆医科大学附属中医医院）
　　　　　　王　程（新疆医科大学附属中医医院）

全国百佳图书出版单位
中国中医药出版社
·北京·

图书在版编目（CIP）数据

基层中医适宜外治技术操作手册 / 刘俊昌，马鑫文，王程主编 . -- 北京 : 中国中医药出版社，2024. 12
ISBN 978 - 7 - 5132 - 9008 - 1

Ⅰ . R244-62

中国国家版本馆 CIP 数据核字第 20245PZ771 号

中国中医药出版社出版

北京经济技术开发区科创十三街 31 号院二区 8 号楼
邮政编码　100176
传真　010-64405721
唐山市润丰印务有限公司印刷
各地新华书店经销

开本 880×1230　1/32　印张 5.5　字数 124 千字
2024 年 12 月第 1 版　2024 年 12 月第 1 次印刷
书号　ISBN 978 - 7 - 5132 - 9008 - 1

定价　59.00 元
网址　www.cptcm.com

服 务 热 线　010-64405510
购 书 热 线　010-89535836
维 权 打 假　010-64405753

微信服务号　zgzyycbs
微商城网址　https://kdt.im/LIdUGr
官 方 微 博　http://e.weibo.com/cptcm
天猫旗舰店网址　https://zgzyycbs.tmall.com

如有印装质量问题请与本社出版部联系（010-64405510）

编委会

编写说明

　　中医外治法是一种以药物、手法或借助一定的器械等，作用于患者体表某部或病变部位，以防治疾病、促进健康为主要目的的治疗方法。该法简、便、廉、验，深受广大人民群众的认可与喜爱。《"健康中国 2030"规划纲要》指出："大力发展中医非药物疗法，使其在常见病、多发病和慢性病防治中发挥独特作用。"因此，为了培养高素质中医药专业人才，提高教育教学质量，特组织 23 名专家共同完成《基层中医适宜外治技术操作手册》的编写工作，以期为各地基层医师及广大中医爱好者提供一本实用手册，同时也可以为医学生日后从事基层医疗工作奠定坚实的理论与实践基础。

　　中医外治法是以中医理论为指导，研究运用外治法防治疾病的方法、规律和原理的一门中医临床学科，是中医学的重要组成部分。本书的编纂以强化技能、突出实用、易教易学为指导原则，内容贯彻"理论是基础，技能是关键"的初衷，集众家之长，继承与创新相结合，突出"三基五性"，图文并茂，重点突出临床常见病的多种外治疗法，是一本集思想性、科学性、先进性、启发性、实用性于一体的操作手册。

本书内容分为四章，共20节，主要包括中医外治技术，以及应用外治技术治疗骨伤科疾病、内科疾病和儿科疾病。其中中医外治技术部分主要介绍了推拿技术、中药涂擦技术、足底反射治疗技术、拔罐技术、艾灸技术、刮痧技术、熏洗技术、维吾尔医治疗技术。骨伤科疾病部分主要介绍了颈痛、腰痛、肩痛、膝痛的中医外治技术。内科疾病部分主要介绍了便秘、泄泻、腹痛、脑卒中恢复期、失眠的中医外治技术。儿科疾病部分主要介绍了小儿发热、小儿腹泻、小儿便秘的中医外治技术。

本书由刘俊昌、马鑫文、王程担任主编，其中第一章第一节推拿技术由刘俊昌、屈玉疆编写，第二节中药涂擦技术由郭蕾编写，第三节足底反射治疗技术由摆雪编写，第四节拔罐技术由田育魁编写，第五节艾灸技术由张彦峰编写，第六节刮痧技术由史筱笑编写，第七节熏洗技术、第八节维吾尔医治疗技术由东琨编写；第二章第一节颈痛由马鑫文、张黎编写，第二节腰痛由贾伟伟编写，第三节肩痛由崔小锋编写，第四节膝痛由孔锦涛编写；第三章第一节便秘由王程、辛春光编写，第二节泄泻由张超凡编写，第三节腹痛由张明慧编写，第四节脑卒中恢复期由卢旭昇编写；第五节失眠由张梦园子编写；第四章第一节小儿发热由杨子编写，第二节小儿腹泻由黄银僖编写，第三节小儿便秘由廖安琪、沈明球编写。

感谢韩荣教授担任本书的名誉主编。本书的编委会成员分别来自新疆医科大学中医学院和新疆医科大学附属中医医院，均为从事多年教学、科研及临床工作的一线教师及医师。本书编写旨在为基层医师的临床工作提供更加丰富的治疗方法。本书在编写过程中还得到了新疆维吾尔自治区科技创新团队（天山英才创新团队）项目（2022TSYCTD0008）的支持，在此表示感谢。

由于编写时间仓促，书中难免存在疏漏之处，敬请各位读者提出宝贵意见，以便再版时修订完善。

《基层中医适宜外治技术操作手册》编委会

2024 年 10 月

目录

第一章

中医外治技术

推拿技术

一 一指禅推法

用拇指指端或螺纹面着力，通过前臂的主动摆动，带动拇指运动，使产生的功力持续不断地作用于人体受术部位，称为一指禅推法。一指禅推法是一指禅推拿流派的代表性手法。

【功效】

一指禅推法具有疏经活络、调和营卫、祛瘀消积、开窍醒脑、调节脏腑功能等功效。

【适应证】

一指禅推法接触面小，功力集中，渗透性强，故可应用于全身各个部位，尤以经络腧穴所在部位为佳，即所谓"循经络，推穴道"。临床常用于内、外、妇、儿各科病证，尤其适用于胃肠疾病（如胃脘痛、久泻、便秘等）、内科杂病（如头痛、失眠、高血压、面瘫、内伤劳倦等）和关节疼痛等病证。

【操作方法】

术者手握空拳，拇指自然伸直，以拇指指端或螺纹面着力于受术部位，以肘关节为支点，前臂做主动摆动，带动腕部摆动及拇指指间关节的屈伸运动，使所产生的功力持续不断地作用于人体受术部位（图1）。本法也可双手同时操作。

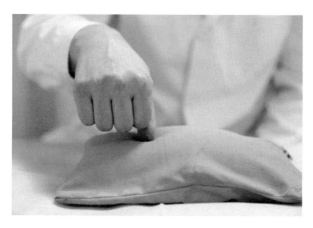

图 1 一指禅推法

根据拇指着力部位的不同，可将一指禅推法分为指端着力和螺纹面（指腹）着力两种操作形式。拇指较挺直者一般采用指端着力的一指禅推法，而拇指指间关节弯曲（背伸）幅度较大者可选用螺纹面着力或指端着力的一指禅推法。指端着力者接触面积较小，局部压强较大；螺纹面着力者接触面积较大，因而受力较为柔和。练习及应用时应该根据个人拇指生理条件及不同的受术部位而选择相宜的操作形式。

术者在操作一指禅指端推法时，拇指指间关节有屈伸和不屈伸两种术式。拇指屈伸式一指禅推法操作时，拇指指间关节需跟随腕部的摆动而做协调的小幅度屈伸运动。拇指不屈伸式一指禅推法操作时，拇指自然伸直，拇指指间关节不做屈伸运动。具体操作时应根据术者拇指生理条件及治疗要求而选择相宜的术式。拇指指间关节弯曲（背伸）幅度较大者，如果做指端着力的一指禅推法，只能采取屈伸式，以防止指腹接触；而拇指指间关节较挺直者，则可酌情决定是否屈伸拇指施术。

【动作要领】

1. 频率　每分钟 120 ～ 160 次。

2. 沉肩　肩部放松下沉。

3. 垂肘　肘关节自然下垂内收，坐位操作时肘部位置略低于腕部。

4. 悬腕　腕关节自然垂屈。在保持腕关节较松弛的状态下，将腕关节屈曲接近 90°，同时注意腕部的尺侧要略低于桡侧。

5. 掌虚　除拇指着力外，其余手指与手掌部都要放松，自然弯曲，手掌空松。

6. 指实　拇指的指端或指腹着力，吸定于受术部位。

7. 紧推慢移　拇指摆动的频率较快，但其沿经络或治疗路径的移动速率较慢。

8. 深浅适度　一指禅推法有平、浅、深、陷 4 种力量，分别作用于不同层次。平力作用在皮肤，浅力作用在肌肉，深力作用在筋骨之间，陷力作用达到骨面或内脏。

【米袋训练】

1. 米袋的制作、规格与应用　先缝制一个长 25cm、宽 16cm

的布袋，内装约 1.75kg 的粳米或等量的黄沙（掺入一些碎海绵，使其具有弹性更佳）。将袋口缝合，外面再做一耐磨的布质外套，便于清洁替换。布套的一端留有带线绳的扎口。开始练习时，米袋可扎得紧一些，以后逐渐放松。

2. **一指禅推法米袋训练** 练习者取坐位，含胸拔背，双足分开，与肩同宽，气沉丹田，按下列顺序在米袋上练习一指禅推法。

（1）**定点练习** 以右手拇指指端或螺纹面吸定于米袋上一点，肘部略低于腕部，做一指禅推法练习。

（2）**双手定点练习** 在拇指定点一指禅推法有一定基础后，双手拇指各吸定一点做双手定点一指禅推法练习。该法有双手对称和左右交替两种练习法。

（3）**直线移动练习** 在米袋上做单手一指禅推法的直线移动训练，从左到右，从上到下，熟练后可进一步做直线往返移动训练。

（4）**双手直线移动练习** 做双手的直线移动练习时边推边上下往返移动，紧推慢移，需做到不使米袋移动或旋转。

【人体训练】

1. **一指禅推头顶** 术者站于受术者侧后方或侧前方，以一指禅推其头顶督脉或膀胱经，并做前后往返移动操作 1 ～ 2 分钟（图 2）。

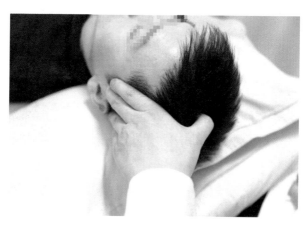

图 2 一指禅推头顶

2. 一指禅推项部 术者站于受术者侧后方,以一指禅推法从风池到大杼单向或往返移动操作 3 ～ 5 分钟(图 3)。

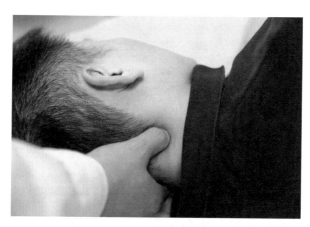

图 3 一指禅推项部

3. 一指禅推背部膀胱经 术者站于受术者左侧,面向其头部,以右手一指禅推背部膀胱经腧穴,先推对侧,再推同侧,单向或往返移动操作 3 ～ 5 遍(图 4)。

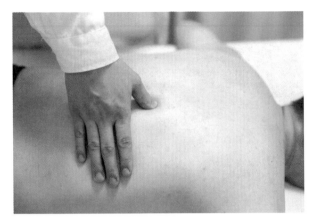

图 4 一指禅推背部膀胱经

4.一指禅推肩部 术者站于受术者左侧前方,左手托起受术者左臂,以右手一指禅推肩髃至肩髎,往返移动操作 3 ～ 5 分钟(图 5)。

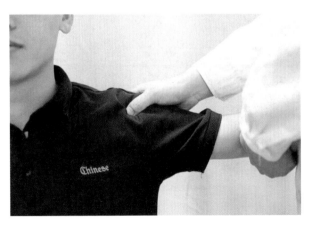

图 5 一指禅推肩部

5.一指禅推膝部 术者站(或坐)于受术者左侧,先以左手一指禅推外膝眼,再以左手跪推法推内膝眼(图 6)。

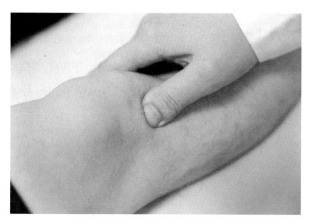

图 6　一指禅推膝部

二　按法

将指或掌着力于体表，逐渐用力下压，称为按法。按法刺激强而舒适，常与揉法结合运用，组成"按揉"复合手法。按法分为指按法和掌按法两种。

【功效】

按法具有疏经通络、镇静止痛、活血散瘀的作用。

【适应证】

指按法主要用于经穴及阿是穴，常用于治疗各种急、慢性疼痛。掌按法有接触面积大、压力重而刺激缓和的特点，适用于面积大而又较为平坦的腰背部、腹部、下肢等部位。

【操作方法】

用手指、掌面或肢体的其他部位着力于治疗部位或穴位上，逐渐用力深压，按而留之。根据着力部位不同可分为指按法（图 7）和掌按法（图 8）。

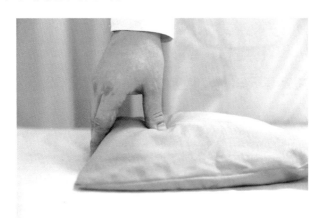

图 7　指按法

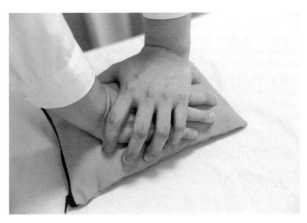

图 8　掌按法

根据着力部位的不同，指按法又分为拇指按法和中指按法。

1.**拇指按法** 拇指伸直，其余四指自然屈曲，用拇指螺纹面或指端着力，吸定在施术部位上，垂直用力，向下按压，持续一定时间，然后放松，再逐渐用力向下按压，反复操作。

2.**中指按法** 用中指螺纹面或指端着力，吸定在施术部位上，垂直用力，向下按压，其余四指握拳或张开，起支持作用，以协同助力，使刺激充分达到肌肉组织的深层，使患者产生酸、麻、胀等感觉，持续数秒后，渐渐放松，如此反复操作。

3.**掌按法** 腕关节背伸，掌面或掌根着力，吸定在施术部位上，垂直用力，向下按压，停留 3 ～ 5 秒，松开后再重复按压，按而留之。

【动作要领】

1.按法操作时，按压的方向应垂直于治疗部位。

2.用力要由轻到重，逐渐增加，使刺激充分透达机体组织深部。

3.按而留之，不宜突然松手。

4.若要增加按压力量，可用双指或双掌重叠按压（即叠指按法、叠掌按法）。

【米袋训练】

1.**米袋的制作、规格与应用** 先缝制一个长 25cm、宽 16cm 的布袋，内装约 1.75kg 的粳米或等量的黄沙（掺入一些碎海绵，使其具有弹性更佳），将袋口缝合，外面再做一耐磨的布质外套，便于清洁替换。布套的一端留有带线绳的扎口。开始练习时，米袋可扎得紧一些，以后逐渐放松。

2. **按法米袋训练** 练习者取站位，含胸拔背，双足分开，与肩同宽，气沉丹田，拇指伸直，用拇指指端、螺纹面、掌面或掌根着力于米袋；或腕关节放松，用掌根、鱼际或全掌着力于米袋，垂直用力，向下按压。在按压时应稍停留 3～5 秒，松开后再重复按压，用力要由轻到重，逐渐增加，按而留之，不宜突然松手。

【人体训练】

1. **按背部** 受术者俯卧，术者立于受术者身侧，操作时以各着力点（或面）为压力点（或面）缓慢用力由浅至深，由轻至重。按压 3～5 秒后放开，再进行第二次操作（图 9）。

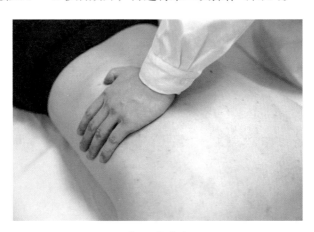

图 9　按背部

2. **按腹部** 受术者仰卧，术者立于受术者身侧，以单手或双手掌面置于治疗部位，以肩关节为支点，利用身体上半部的重量，通过上臂、前臂传至手掌部，垂直向下按压，着力部位要紧贴体表，不可移动（图 10）。

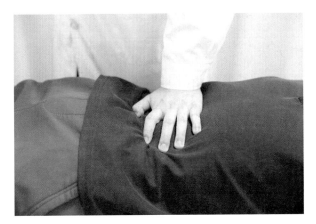

图 10　按腹部

三　点法

术者以指端或关节突起部点按治疗部位，称为点法。点法主要包括指端点法、屈指点法、肘点法；亦可借助器械进行操作，如用点穴棒。点法具有着力点小、刺激性强、操作省力的特点。点法具有类似针刺的效果，故又称为"指针"。

【功效】

点法有通经活络、调理气机的作用，多用于止痛、急救、调理脏腑功能。

【适应证】

拇指端点法与屈指点法适用于面部、四肢、胸腹部、背部。

肘点法力量沉稳厚重，易于施力，适用于腰臀部及下肢后侧。点穴棒应用方便，定位准确，适用于全身各部。

【操作方法】

手握空拳，以拇指或中指指尖伸直点按，或用食指或中指的关节屈曲点按一定部位的方法，称为点法。本法较按法刺激力度大，点按时以局部出现酸胀感并能忍受为度。点压穴位或痛点要持续一定时间，一般 5 ～ 10 秒后结束，操作 3 ～ 5 次为宜。切不可轻点即放，或用暴力点按。

根据部位的不同，点法可分为拇指端点法、屈拇指点法、屈食指点法、肘点法和点穴棒点法五种操作形式。

1. **拇指端点法** 以拇指端着力于治疗部位，进行持续点按。（图 11）

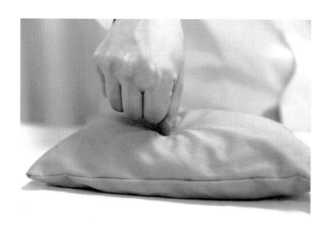

图 11　拇指端点法

2. **屈拇指点法** 操作时拇指屈曲，以拇指指间关节桡侧或背侧着力于治疗部位，拇指端可抵于食指中节桡侧缘以助力，进行

持续点按。（图 12）

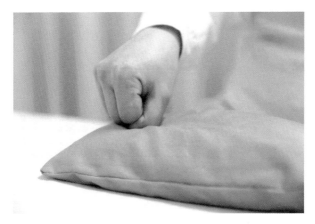

图 12　屈拇指点法

3. 屈食指点法　操作时食指屈曲，其余四指握拳，以食指近侧指间关节突起部着力于治疗部位，进行持续点按。（图 13）

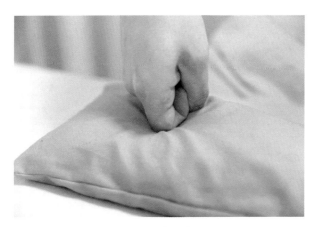

图 13　屈食指点法

4. 肘点法　操作时屈肘，以肘部着力于治疗部位，进行持续点按。（图 14）

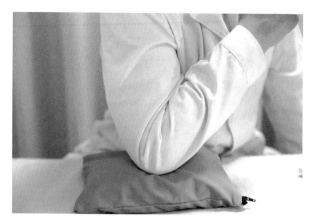

图 14　肘点法

5. 点穴棒点法　以点穴棒着力于治疗部位，进行持续点按（图 15）。点穴棒材质有木质、牛角、金属等，其着力端比较圆钝，点按时不会导致刺痛。

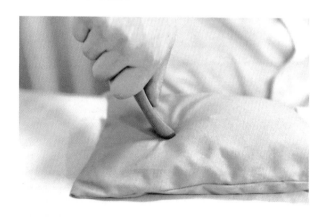

图 15　点穴棒点法

练习及应用时应该根据个人生理条件及不同的受术部位而选择相宜的操作方法。

【动作要领】

1. 取穴要准，着力部位吸定，要由轻到重、平稳持续地施力，使刺激力量充分传递到组织深部。

2. 无论何种点法，手指都应用力保持一定姿势，避免在操作过程中出现手指过伸或过屈，造成损伤。

【米袋训练】

1. **米袋的制作、规格与应用**　先缝制一个长 25cm、宽 16cm 的布袋，内装约 1.75kg 的粳米或等量的黄沙（掺入一些碎海绵，使其具有弹性更佳），将袋口缝合，外面再做一耐磨的布质外套，便于清洁替换。布套的一端留有带线绳的扎口。开始练习时，米袋可扎得紧一些，以后逐渐放松。

2. **点法米袋训练**　练习者取站位，含胸拔背，双足分开，与肩同宽，气沉丹田，用指端或关节突起部为着力点，按压于米袋某一点上，要求着力部位吸定，施力要由轻到重、平稳持续。

（1）**拇指端点法**　以拇指端着力于米袋，进行持续点按。

（2）**屈拇指点法**　拇指屈曲，以拇指指间关节桡侧或背侧着力于米袋，拇指端可抵于食指中节桡侧缘以助力，进行持续点按。

（3）**屈食指点法**　食指屈曲，其余四指握拳，以食指近侧指间关节突起部着力于米袋，进行持续点按。

（4）**肘点法**　屈肘，以肘部着力于米袋，进行持续点按。

（5）**点穴棒点法**　以点穴棒着力于米袋，进行持续点按。

【人体训练】

临床上又将点法称为"指针"。点法刺激性强、着力点小、用力集中，具有通经活络、调理气机的功能，适用于全身各部位或穴位。点肾俞，能补肾气、利筋骨，治疗腰背部疼痛等症；点合谷，可治疗头痛、齿痛等；点骨缝处的穴位或足背部，可治疗手足酸痛、麻木等症。

1. 点头部 术者坐于受术者后方，受术者取仰卧位，术者一手拇指置于受术者头部穴位，其余四指置于颞侧，揉捏半分钟左右，以局部有酸胀感为佳。（图16）

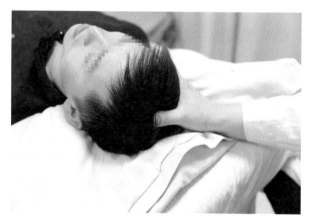

图16 点头部

2. 点项部 术者站于受术者后方，受术者取侧卧位，术者一手拇指和食指分别置于受术者的风池穴处，揉捏半分钟左右，以局部有酸胀感为佳。（图17）

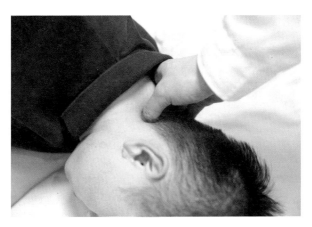

图 17 点项部

3.**点下腰部** 受术者取俯卧位，术者站于受术者左侧，面向其头部，以手指端从下腰部开始沿膀胱经至小腿自上而下点按 3 ～ 5 次。(图 18)

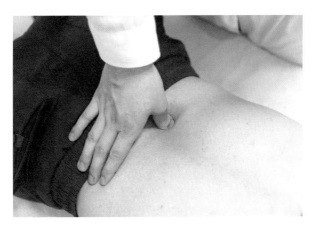

图 18 点下腰部

4.**点肩部** 受术者取俯卧位，术者坐于受术者前方，依次点按秉风、肩井、肩髃、肩髎 4 穴，每穴点按 5 ～ 10 秒，反复操

作 3 ～ 5 次。（图 19）

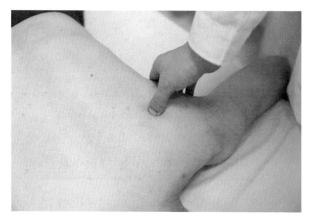

图 19　点肩部

5. 点膝部　术者站于受术者身侧，手指端点按外膝眼、内膝眼、血海等穴位。（图 20）

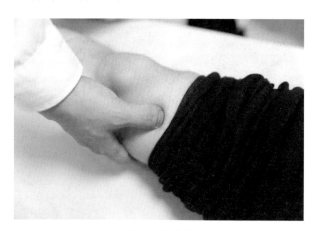

图 20　点膝部

四 拿法

以拇指和其余手指相对用力，提捏或揉捏肌肤，称为拿法，所谓"捏而提之谓之拿"。拿法可单手操作，亦可双手同时操作。拿法可柔可刚，但临床所用以"刚"为多；当刺激量较大时，每次每个部位的操作时间不宜过长。

【功效】

拿法有舒筋活血、缓解肌肉痉挛、调理气血、发汗解表、开窍醒脑等作用。

【适应证】

拿法适用于颈椎病、肩周炎、恶寒、头痛等病症，也是颈、肩部及四肢保健的常用手法。

【操作方法】

拇指指腹与其余手指指腹对合呈钳形，施以夹力，逐渐将捏住的肌肤收紧、提起放松，有节律地捏拿治疗部位。以拇指和食、中两指对合用力为三指拿法，拇指和其余四指对合用力为五指拿法。

【动作要领】

1. 手掌空虚，指腹贴紧治疗部位，拇指指间关节与其余手指指间关节相对用力。

2. 动作要连贯。

3. 用力由轻到重, 不可突然用力。

4. 操作时应注意以指腹着力, 忌以指端着力, 否则易造成掐或抠的感觉, 从而影响放松效果。

【米袋训练】

1. **米袋的制作、规格与应用** 先缝制一个长 25cm、宽 16cm 的布袋, 内装约 1.75kg 的粳米或等量的黄沙 (掺入一些碎海绵, 使其具有弹性更佳), 将袋口缝合, 外面再做一耐磨的布质外套, 便于清洁替换。布套的一端留有带线绳的扎口。开始练习时, 米袋可扎得紧一些, 以后逐渐放松。

2. **拿法米袋训练** 练习者取立位或坐位, 含胸拔背, 双足分开, 与肩同宽, 气沉丹田, 按下列顺序在米袋上练习拿法。

（1）单手拿法练习 以单手拇指指腹与其余手指指腹对合呈钳形, 施以夹力, 逐渐将捏住的肌肤收紧、提起放松, 有节律地捏拿治疗部位。以拇指和食、中两指对合用力为三指拿法, 拇指和其余四指对合用力为五指拿法。（图 21 ）

（2）双手拿法练习 在单手拿法有一定基础之后, 可进行双手拿法练习。以双手拇指指腹与其余手指指腹对合呈钳形, 施以夹力, 逐渐将捏住的肌肤收紧、提起放松, 有节律地捏拿治疗部位。（图 22 ）

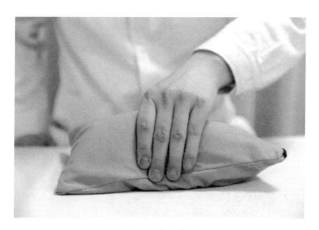

图 21　单手拿法

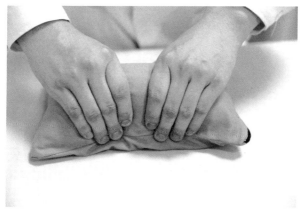

图 22　双手拿法

【人体训练】

拿肩部　术者站于受术者后方，以拿法从大椎到肩峰单向或往返移动操作 3 ~ 5 分钟。（图 23）

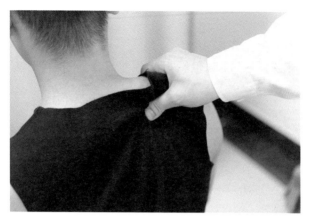

图 23　拿肩部

五　推法

以指、掌、肘着力于治疗部位，做单向直线推动，称为推法。推法分为指推法、掌推法和肘推法。

【功效】

推法有通经活血、化瘀消肿、祛风散寒、消积通便的作用。

【适应证】

推法适用于腰腿痛、风湿痹痛、感觉迟钝、头痛失眠、腹胀便秘等病症。

指推法接触面积小，推动距离短，适用于面部、项部、手部和足部；掌推法接触面积大，推动距离长，多用于背腰部、胸腹部及四肢；肘推法多用于背部脊柱两侧及下肢后侧。

【**操作方法**】

1.指推法 指推法包括拇指端推法、拇指平推法和三指推法。

（**1**）**拇指端推法** 以拇指端着力于治疗部位，其余四指置于对侧或相应的位置以固定，略屈腕关节。拇指做短距离单向直线推动。（图24）

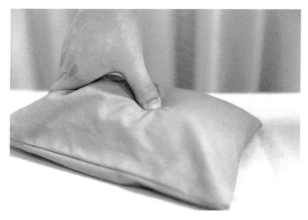

图 24　拇指端推法

（**2**）**拇指平推法** 以拇指螺纹面着力于治疗部位，其余四指置于其前外方以助力，略屈腕关节。拇指向食指方向做短距离单向直线推动。（图25）

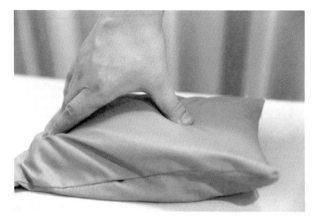

图 25　拇指平推法

（3）**三指推法**　食、中、无名指自然并拢，以指端着力于治疗部位，略屈腕关节。前臂施力，通过腕关节及掌部使食、中及无名指三指做单向直线推动。（图 26）

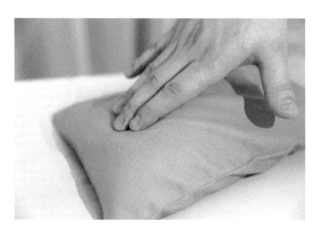

图 26　三指推法

2.**掌推法**　以手掌着力于治疗部位，腕关节略背伸，使掌部做单向直线推动。（图 27）

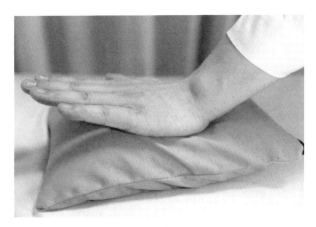

图 27　掌推法

3.**肘推法**　屈肘，以肘部着力于治疗部位，以肩关节为支点，上臂施力，做缓慢地单向直线推动。（图 28）

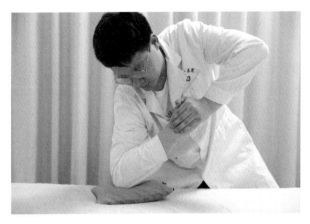

图 28　肘推法

【动作要领】

1.着力部要紧贴体表，压力平稳适中，做到轻而不浮、重而不滞。

2. 要单向直线推进，速度宜缓慢、均匀。

3. 应按照经络走行、气血运行，以及肌纤维的方向推动。

【米袋训练】

1. **米袋的制作、规格与应用** 先缝制一个长 25cm、宽 16cm 的布袋，内装约 1.75kg 的粳米或等量的黄沙（掺入一些碎海绵，使其具有弹性更佳），将袋口缝合，外面再做一耐磨的布质外套，便于清洁替换。布套的一端留有带线绳的扎口。开始练习时，米袋可扎得紧一些，以后逐渐放松。

2. **推法米袋训练** 练习者取坐位，含胸拔背，双足分开，与肩同宽，气沉丹田，按下列顺序在米袋上练习推法。

（1）**指推法练习** 指推法包括拇指端推法、拇指平推法和三指推法。

①拇指端推法练习：以拇指端着力于治疗部位，其余四指置于对侧或相应的位置以固定，略屈腕关节。拇指做短距离单向直线推动。

②拇指平推法练习：以拇指螺纹面着力于治疗部位，其余四指置于其前外方以助力，略屈腕关节。拇指向食指方向做短距离单向直线推动。

③三指推法练习：食、中、无名指自然并拢，以指端着力于治疗部位，略屈腕关节。前臂施力，通过腕关节及掌部使食、中及无名指三指做单向直线推动。

（2）**掌推法练习** 以手掌着力于治疗部位，腕关节略背伸，使手掌做单向直线推动。

（3）**肘推法练习**　屈肘，以肘部着力于治疗部位，以肩关节为支点，上臂施力，做缓慢地单向直线推动。

【**人体训练**】

1.**指推头部**　术者站于受术者侧后方或侧前方，以推法推其头顶督脉或膀胱经，并做单向直线推进，反复操作 1 ～ 2 分钟。（图 29）

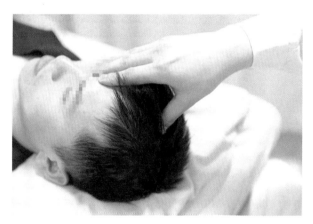

图 29　指推头部

2.**掌推背部膀胱经**　术者站（或坐）于受术者左侧，面向其头部，以右手掌推其背部膀胱经，做单向移动 3 ～ 5 遍。（图 30）

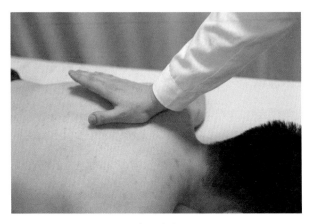

图 30　掌推背部膀胱经

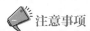注意事项

1. 医者在做推法时，力度应适中，方向应准确。

2. 施行推法前可在施术部涂凡士林、冬青膏、滑石粉等润滑剂，以防擦破皮肤。

3. 拇指端推法和拇指平推法推动的距离宜短，其他推法推动的距离宜长。

推拿操作流程图

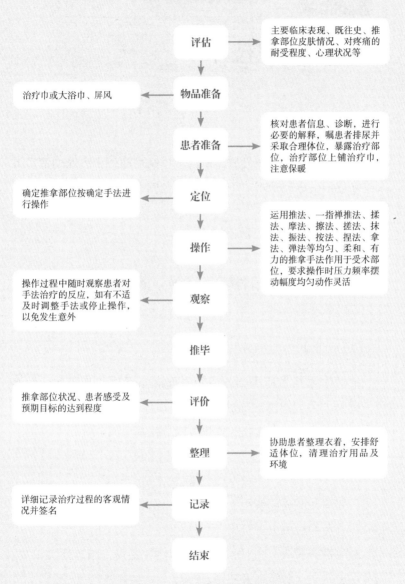

评估 → 主要临床表现、既往史、推拿部位皮肤情况、对疼痛的耐受程度、心理状况等

治疗巾或大浴巾、屏风 ← 物品准备

患者准备 → 核对患者信息、诊断，进行必要的解释，嘱患者排尿并采取合理体位，暴露治疗部位，治疗部位上铺治疗巾，注意保暖

确定推拿部位按确定手法进行操作 ← 定位

操作 → 运用推法、一指禅推法、揉法、摩法、擦法、搓法、抹法、振法、按法、捏法、拿法、弹法等均匀、柔和、有力的推拿手法作用于受术部位，要求操作时压力频率摆动幅度均匀动作灵活

操作过程中随时观察患者对手法治疗的反应，如有不适及时调整手法或停止操作，以免发生意外 ← 观察

推毕

推拿部位状况、患者感受及预期目标的达到程度 ← 评价

整理 → 协助患者整理衣着，安排舒适体位，清理治疗用品及环境

详细记录治疗过程的客观情况并签名 ← 记录

结束

中药涂擦技术

将中药提取有效成分后，制成外用制剂涂擦于患处的治疗方法，称为中药涂擦技术。中药外用制剂的剂型有水剂、酊剂、油剂、膏剂等。

【功效】

中药涂擦技术具有行气活血化瘀、消肿止痛解痉、舒筋活络、温经散寒的作用。

【适应证】

中药涂擦技术适用于颈肩腰腿部疼痛不适和脏腑功能性疾病，以及大关节周围疼痛肿胀和局部损伤后的疼痛不适等病症；也适用于疮疡、水火烫伤、蚊虫叮咬等疾病。

【禁忌证】

1. 婴幼儿颜面部禁用。

2. 有药物过敏史者禁用。

3. 急性腹膜炎、急性阑尾炎、急性骨髓炎、结核性关节炎、传染性皮肤病、肿瘤患者禁用。

4. 经期、妊娠期妇女禁用。

【操作方法】

1. 备齐用物，做好解释，取得患者配合。

2. 根据涂药部位嘱患者采取合理体位，暴露涂药部位，注意保暖，必要时用屏风遮挡。

3. 治疗前询问患者当前的主要症状、既往史及药物过敏史，评估患者体质及中药涂擦部位的皮肤情况。

4. 对于精神紧张的患者应先安慰患者，待患者情绪放松后再做治疗。

5. 取适量配制好的涂擦药膏均匀地涂于施术部位，并施以擦法，以透热为度。

6. 涂药完毕，协助患者穿好衣物，安排舒适体位。

7. 清理物品，做好记录并签字。

注意事项

1. 涂药前需要清洁局部皮肤，并告知患者局部涂药后可能出现药物颜色、油渍等污染衣物，甚至出现过敏反应的情况。

2. 涂药次数依据病情而定。

3. 水剂、酊剂用后须将盖子盖紧，防止挥发。混悬液要先摇匀后再涂药。霜剂应用手掌或手指反复涂抹，使之渗入皮肤。

4. 涂药不宜过厚、过多，以擦热为度，防止毛孔闭塞。

5. 刺激性较强的药物不可用于面部、婴幼儿。

6. 涂药后观察局部皮肤，如有丘疹、瘙痒或肿胀的现象要立即停止用药，并将药物擦拭或清洗干净，遵医嘱内服和外用抗过敏药物。

中药涂擦技术操作流程图

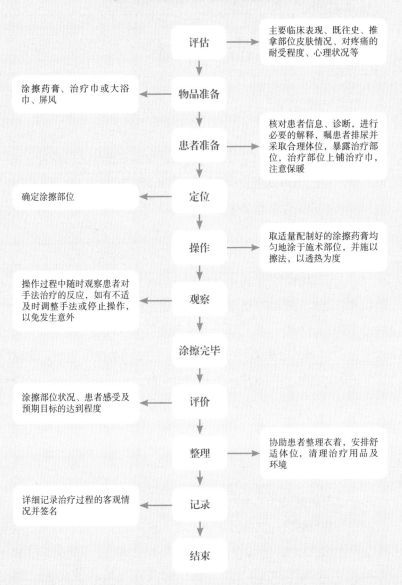

评估 → 主要临床表现、既往史、推拿部位皮肤情况、对疼痛的耐受程度、心理状况等

涂擦药膏、治疗巾或大浴巾、屏风 ← 物品准备

患者准备 → 核对患者信息、诊断，进行必要的解释，嘱患者排尿并采取合理体位，暴露治疗部位，治疗部位上铺治疗巾，注意保暖

确定涂擦部位 ← 定位

操作 → 取适量配制好的涂擦药膏均匀地涂于施术部位，并施以擦法，以透热为度

操作过程中随时观察患者对手法治疗的反应，如有不适及时调整手法或停止操作，以免发生意外 ← 观察

涂擦完毕

涂擦部位状况、患者感受及预期目标的达到程度 ← 评价

整理 → 协助患者整理衣着，安排舒适体位，清理治疗用品及环境

详细记录治疗过程的客观情况并签名 ← 记录

结束

足部反射治疗技术

足部反射治疗技术是一种通过对足部各个反射区、反射点施以按摩手法，通过刺激反射区，从而调整脏腑功能，疏通经络气血，以预防或治疗疾病的方法。

【功效】

足部反射治疗技术通过对足部反射区进行良性刺激达到调整组织器官功能的作用。通常在足部反射治疗前先进行 15 ～ 20 分钟的中药足浴治疗，然后配合手法刺激足部各穴位，促进气血运行、经络畅通，改善新陈代谢，使自主神经功能恢复到正常状态。同时，药物借助温热作用和物理刺激，通过黏膜吸收、经络传导等途径迅速进入血液，并随血液循环输送到全身以快速发挥药效。

【足反射区位置】

足部反射区分为足底、足内侧、足外侧、足背部四部分。

1. **足底反射区** 包括肾上腺、肾、输尿管、膀胱、额窦、垂体、小脑及脑干、三叉神经、鼻、头部（大脑）、颈项、甲状旁腺、甲状腺、眼、耳、斜方肌、肺及支气管、心（左）、脾

（左）、胃、胰腺、十二指肠、小肠、横结肠、降结肠（左）、乙
状结肠及直肠（左）、肛门（左）、肝（右）、胆囊（右）、盲肠及
阑尾（右）、回盲瓣（右）、升结肠（右）、腹腔神经丛、生殖腺
（睾丸或卵巢）。（图31、32）

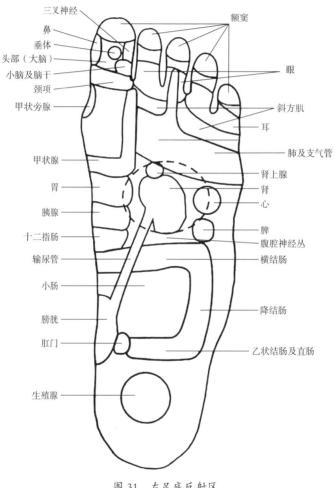

图 31　左足底反射区

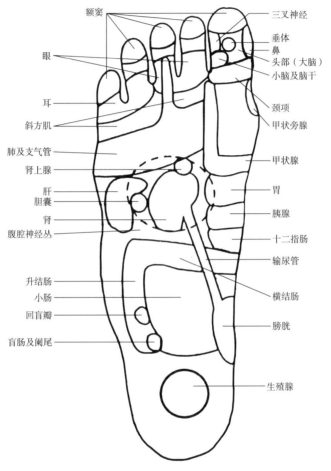

图 32　右足底反射区

2. 足内侧反射区　包括膀胱、鼻、颈椎、甲状旁腺、胸椎、腰椎、骶椎及尾骨、臀部及坐骨神经（内侧）、子宫及前列腺、尿道及阴道、髋关节、直肠及肛门、腹股沟、肋骨、下身淋巴结（腹部淋巴结）。（图 33）

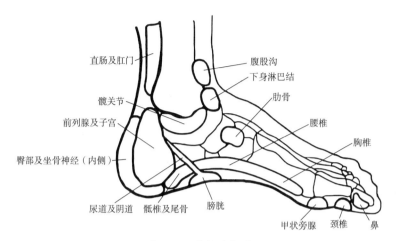

图 33　足内侧反射区

3.足外侧反射区　包括生殖腺、髋关节、臀部及坐骨神经（外侧）、下腹部、膝、肘、肩、肩胛骨、内耳迷路、胸、膈、肋骨、上身淋巴结。（图 34）

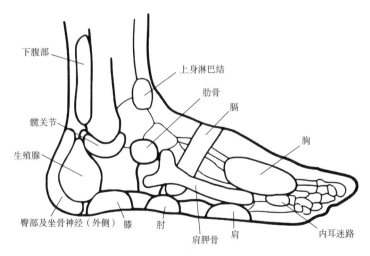

图 34　足外侧反射区

4. **足背反射区** 包括鼻、腹股沟、上颌、下颌、扁桃体、喉与气管及食管、胸部淋巴结、内耳迷路、胸、膈、肋骨、上身淋巴结、下身淋巴结。（图 35）

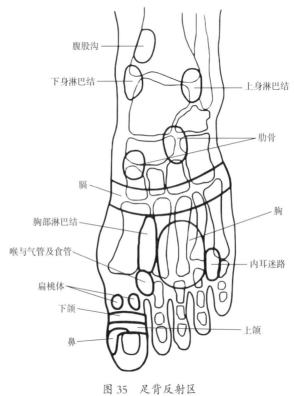

图 35　足背反射区

【适应证】

1. 神经系统的疾病，如神经痛、神经麻痹、瘫痪、癫痫、头痛、失眠及神经官能症等。

2. 内分泌及免疫系统疾病，如甲状腺功能亢进症或减退症，垂体功能失常造成的发育障碍或肥胖症，甲状旁腺功能减退引起的缺钙、抽搐，各种变态反应。

3.消化系统及代谢疾病，如食欲不振、打嗝、反酸、呕吐、腹泻、腹痛、腹胀、便秘、胃肠功能紊乱、糖尿病等。

4.循环系统疾病，如心律不齐、高血压、低血压、贫血、脑血管疾病等。

5.呼吸系统疾病，如感冒、哮喘、肺气肿等。

6.泌尿系统疾病，如尿频、尿急、尿失禁、遗尿、尿闭、肾功能不全等。

7.生殖系统疾病，如不孕症、月经不调、阳痿、早泄、前列腺增生、更年期综合征等。

8.感觉器官疾病，如近视、耳鸣、耳聋、晕车、晕船等。

9.运动器官疾病，如骨疣、软组织损伤、关节炎、肌肉痉挛、腰椎间盘突出症、颈椎病等。

10.皮肤病，如湿疹、痤疮、牛皮癣等。

【禁忌证】

1.吐血、呕血、便血、脑出血、胃出血、子宫出血等有内脏出血的患者。

2.月经期及妊娠期妇女。

3.活动性肺结核患者。

4.急性心肌梗死病情不稳定患者，以及有严重肾衰竭、心力衰竭和肝坏死等严重疾病的患者。

5.局部皮肤破溃或高度过敏，以及患皮肤传染病的患者。

【操作方法】

1. **按摩顺序**　全足按摩时，先从左脚开始，按摩肾、输尿管、膀胱三个反射区 3 遍，再按足底、足内侧、足外侧、足背。从趾端向下依次按摩，沿着静脉血、淋巴回流的方向按摩。

重点按摩时，可按照基本反射区→病变反射区→相关反射区→基本反射区的顺序进行。按摩结束后，无论是全足按摩还是重点按摩，都应将按摩完毕的脚踝先按顺时针方向再按逆时针方向分别摇转 4 ～ 6 次，方可结束。

2. **按摩力度**　按摩力度的大小是取得疗效的重要因素。力度过小可能没有效果；力度过大则患者无法忍受，所以按摩力度要适度、均匀。适度，是指以按摩处有酸痛感，即"得气"为原则；均匀，是指按摩力量要逐渐渗入，并有一定的节奏，不可忽快忽慢、时轻时重。快节奏的按摩一般适用于急、重症和疼痛性疾病，慢节奏的按摩主要适用于慢性疾病。

3. **治疗时间**　在进行按摩治疗时，要根据患者的疾病、症情及体质，掌握适度的按摩时间。一般单一反射区的按摩时间为 3 ～ 5 分钟，但肾、输尿管、膀胱反射区需按摩 5 分钟，可加强泌尿功能，以利于体内的有毒物质排出体外。总体按摩时间应控制在 30 ～ 45 分钟，重病患者可减至 10 ～ 20 分钟，因按摩时间过长或过短都不利于恢复健康。另外，重症、急症患者可每日按摩 1 次，慢性疾病或康复期患者可隔日按摩 1 次或每周按摩 2 次。一般以 7 ～ 10 次为一疗程，疗程间休息几日，再进行下一个疗程，直至痊愈为止。

4. **按摩手法**　在我国，足部反射治疗技术流派众多，不同流派的手法各有不同，下面介绍 5 种简单方便、易于掌握的手法。

（1）握拳食指法　握拳，中指、无名指、小指紧扣掌心，食指第一、二指关节弯曲扣紧，并使屈曲的食指与掌指面保持垂直，拇指弯曲后顶在食指末节处。

（2）拇指点按法　拇指伸直，其余四指屈曲紧贴于拇指掌面，用拇指指端或指腹垂直用力点按于施术区域。

（3）拇指推压法　张开虎口，用拇指指腹或桡侧面紧贴足部施术区域，单向移动。腕关节伸直，其余四指呈握拳状或略弯曲，起辅助及固定作用。

（4）拇指掐法　将拇指与其余四指分开呈圆弧状，四指起辅助固定作用，施力于拇指指端。

（5）食指刮压法　开大虎口，固定拇指，食指弯曲，用食指侧缘做单向刮动，其余四指辅助食指发力。

📢 **注意事项**

1. 治疗前术者要将指甲剪短，以防在治疗中刺伤患者皮肤。要用肥皂洗净双手，在按摩的反射区内均匀地涂上按摩膏，润滑皮肤的同时起到清热解毒、活血化瘀的作用。

2. 饭后 1 小时内不宜按摩，以免对胃产生不良刺激。在大怒、大悲、大恐等情绪激动、精神紧张或身体疲倦时不宜进行按摩。沐浴后 1 小时内也不宜进行按摩。

3. 心脏病、糖尿病、肾脏病患者，每次按摩时间不宜超过 15 分钟。有严重心脏病、癫痫或肝功能异常者，应配合其他方法治疗。

4. 按摩时，双足不宜直接吹风。按摩结束后，患者在 1

小时内不宜用冷水泡脚。施术者亦不可立即用冷水洗手，应在休息片刻后用温水涂肥皂洗净双手。

5.按摩后半小时患者需饮温开水300～500mL；有严重肾脏病、心力衰竭或水肿患者，饮水量不宜超过150mL。

6.按摩时，患者如有表情异常、无法忍受疼痛，或出现大汗等情况时，应及时调整按摩节奏与力度；症状较重者，要立即停止按摩，可让患者取头低脚高卧位，针刺或按压水沟、合谷、内关等穴，同时观察其血压、心率的变化。一般患者静卧休息半小时即可恢复正常。

7.慢性病患者在治疗期间，可根据症状，遵照医嘱酌情减少止痛、镇静类药物用量。

8.部分患者在接受按摩治疗后，可能出现低热、恶寒、倦怠、腹泻等不适症状，甚至出现病情加重或尿液颜色变深、气味加重，或有絮状物等症状，属于按摩后的常见反应，待按摩结束后数日症状即可消失。

9.长期接受足部按摩的患者，会出现双脚感觉迟钝的情况，用盐水浸泡双脚半小时，即可恢复。治疗时应避开关节突起处，以免损伤骨膜。

10.老人骨质疏松、关节僵硬，小儿皮肤薄嫩、骨骼柔细，因此在按摩时可用指腹施力，以免过度用力造成损伤。

足部反射治疗技术操作流程图

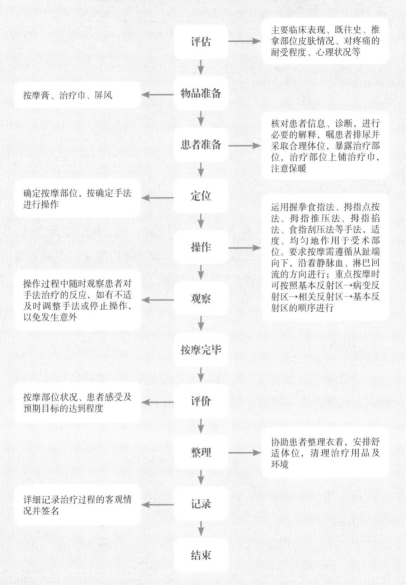

评估 → 主要临床表现、既往史、推拿部位皮肤情况、对疼痛的耐受程度、心理状况等

按摩膏、治疗巾、屏风 ← 物品准备

患者准备 → 核对患者信息、诊断，进行必要的解释，嘱患者排尿并采取合理体位，暴露治疗部位，治疗部位上铺治疗巾，注意保暖

确定按摩部位，按确定手法进行操作 ← 定位

操作 → 运用握拳食指法、拇指点按法、拇指推压法、拇指掐法、食指刮压法等手法，适度、均匀地作用于受术部位。要求按摩需遵循从趾端向下，沿着静脉血、淋巴回流的方向进行；重点按摩时可按照基本反射区→病变反射区→相关反射区→基本反射区的顺序进行

操作过程中随时观察患者对手法治疗的反应，如有不适及时调整手法或停止操作，以免发生意外 ← 观察

按摩完毕

按摩部位状况、患者感受及预期目标的达到程度 ← 评价

整理 → 协助患者整理衣着，安排舒适体位，清理治疗用品及环境

详细记录治疗过程的客观情况并签名 ← 记录

结束

拔罐技术

一 拔罐法

拔罐法，在古代又称为角法、吸筒法，是一种以罐为工具，利用燃烧、抽吸等方法造成罐内负压，使罐体吸附于体表腧穴或患处，使局部皮肤充血或产生良性刺激，达到疏通经络、防治疾病的目的的方法。

【功效】

通过罐体边缘的按压及吸附作用刮熨皮肤，牵拉、挤压浅层肌肉，刺激经络、腧穴，循经感传，由表及里，达到通经脉、调气血、平衡阴阳、祛病强身的目的。

【适应证】

拔罐法使用范围十分广泛，临床上内、外、妇、儿等各科疾病均可使用。

【禁忌证】

1. 皮肤局部破溃或高度过敏，以及患传染性皮肤病的患者不宜拔罐。抽搐、痉挛、醉酒者不宜拔罐。

2. 消瘦、皮肤松弛或毛发较多的部位不宜拔罐。急性软组织损伤局部不宜拔罐。

3. 重度水肿患者，或有心力衰竭、呼吸衰竭、肾衰竭的患者不宜拔罐。

4. 妊娠期妇女的下腹部、腰骶部，以及合谷、三阴交等穴位处不宜拔罐。

5. 有出血倾向的疾病，如血友病、血小板减少性紫癜、白血病患者，不宜拔罐。

6. 体表大血管处、静脉曲张处、癌肿处、外伤处不宜拔罐。

【操作方法】

1. 火罐法

（1）闪火法 用镊子或血管钳夹取 95% 乙醇棉球，一手持点火工具，一手持罐，罐口朝下，将棉球点燃后迅速伸入罐内旋转 1～3 圈随即退出，迅速将罐扣于应拔部位。该方法比较安全，但需注意：①嘱患者保持体位相对固定。②保证罐口光滑无破损。③拔罐时要防止点燃的乙醇滴下烫伤皮肤。④点燃棉球后切勿将其长时间停留于罐口或罐内，以免将火罐烧热烫伤皮肤。（图 36）

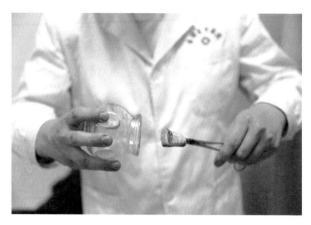

图 36　闪火法

（2）投火法　用乙醇棉球或纸片点燃后投入罐内，迅速将火罐扣于选定部位。该方法吸附力强，但因罐内燃烧物易落下烫伤皮肤，故多用于身体侧面或横向拔罐。

（3）贴棉法　用一小块方棉片，稍浸乙醇，压平贴在罐内壁的中下段或罐底，点燃棉片后将火罐迅速拔于选定部位。该方法需注意棉片所浸乙醇不宜过多，以免烫伤皮肤。

（4）架火法　用不易燃烧、传热的物体，如小瓶盖（直径小于罐口），放在应拔部位，上置小块乙醇棉球，点燃乙醇棉球后迅速将火罐扣在选定部位。该法适用于肌肉丰厚而平坦的部位垂直拔罐。

2.煮罐法　此法一般使用竹罐，将完好无损的竹罐倒置在沸水或药液中，煮沸 1 ～ 2 分钟，用镊子夹住罐底，提出后用毛巾吸去竹罐表面水液，趁热吸附于选定部位。煮罐所用药液可根据病情选取。

3.抽气罐法　先将抽气罐置于选定部位，用抽气筒抽出罐内空气，使其产生负压吸拔于局部。或用抽气筒套在塑料罐活塞上，将空气抽出，使之吸拔在选定的穴位上。

以上方法一般留罐 10～15 分钟，以施术部位的皮肤潮红或有紫红色瘀斑为度。

注意事项

1. 拔罐时注意保暖、避风，暴露部位应尽量加盖衣被。

2. 治疗前需了解患者当前的主要症状、既往史等，查看拔罐部位皮肤情况。

3. 对于精神紧张患者应先详细解释，安慰患者，待其情绪放松时再做治疗。

4. 所用物品需清洁消毒，用具一人一份一消毒，避免交叉感染。患有传染病的患者应使用单独的用具，治疗后需严格消杀。

5. 留罐时间一般在 10～15 分钟，结束后按压罐周皮肤，待空气进入，即可轻松起罐。

6. 在拔罐过程中，如患者感觉头晕、罐温过高、疼痛难忍，应停止拔罐，卧床休息。

7. 拔罐结束后，协助患者穿好衣物，安排舒适体位。嘱其 24 小时内不要洗澡，避风寒。

8. 儿童患者，拔罐力量不宜过大、时间不宜过长。

9. 在肌肉菲薄处拔罐或吸拔力过强时，留罐时间不宜过长，以免起水疱。

拔罐法操作流程图

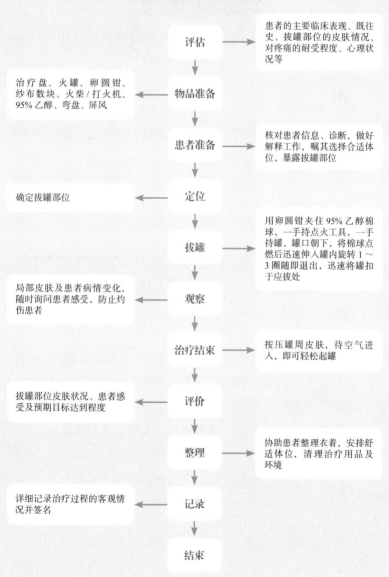

评估 → 患者的主要临床表现、既往史、拔罐部位的皮肤情况、对疼痛的耐受程度、心理状况等

治疗盘、火罐、卵圆钳、纱布数块、火柴/打火机、95%乙醇、弯盘、屏风 ← **物品准备**

患者准备 → 核对患者信息、诊断，做好解释工作，嘱其选择合适体位，暴露拔罐部位

确定拔罐部位 ← **定位**

拔罐 → 用卵圆钳夹住95%乙醇棉球，一手持点火工具，一手持罐，罐口朝下，将棉球点燃后迅速伸入罐内旋转1～3圈随即退出，迅速将罐扣于应拔处

局部皮肤及患者病情变化，随时询问患者感受，防止灼伤患者 ← **观察**

治疗结束 → 按压罐周皮肤，待空气进入，即可轻松起罐

拔罐部位皮肤状况、患者感受及预期目标达到程度 ← **评价**

整理 → 协助患者整理衣着，安排舒适体位，清理治疗用品及环境

详细记录治疗过程的客观情况并签名 ← **记录**

结束

二 走罐法

走罐法，又称推罐法。先在罐口或吸拔部位上涂一层润滑剂，将罐吸拔于皮肤上，再以手握住罐底，稍倾斜罐体，向前后推拉，或做环形旋转运动，如此反复数次，至皮肤潮红、深红或起痧点时，将罐起下。（图37）

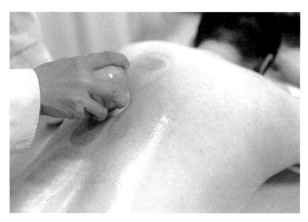

图 37 走罐法

【适应证】

走罐法适用于急性热病或深部组织气血瘀滞之疼痛、外感风寒、神经痛、风湿痹痛及较大范围的疼痛等病症。

【禁忌证】

1. 凝血功能不良，有自发性出血倾向或损伤后出血不止的患者，如血友病、血小板减少性紫癜、白血病等不宜应用走罐法。
2. 轻度皮肤过敏或有疥疮等传染性疾病者不宜走罐。

3. 骨折部位、静脉曲张处、体表大动脉搏动处不宜走罐。

4. 妊娠期妇女的腹部、腰骶部及乳房部不宜走罐，其他部位走罐时手法宜轻柔。妇女经期不宜走罐。

5. 肺结核活动期患者不宜走罐。

6. 重度心脏病、呼吸衰竭或有轻度水肿的患者不宜走罐。

7. 五官及前后二阴部位不宜走罐。

8. 精神失常、全身抽搐痉挛、狂躁不安者不宜走罐。

9. 醉酒、过饥、过饱、过渴、过劳者不宜走罐。

【操作方法】

1. 先在施罐部位涂上润滑剂，同时也可将罐口涂上油脂。用镊子或卵圆钳夹住 95% 乙醇棉球，一手持点火工具，一手持罐，罐口朝下，将棉球点燃后迅速伸入罐内旋转 1 ～ 3 圈随即退出，迅速将罐扣于应拔部位，立即用手握住罐体，略用力将罐沿着一定路线反复推拉，至走罐部位皮肤潮红、深红或起痧点为度。

2. 走罐时间以 5 ～ 10 分钟为宜，结束后按压罐周皮肤，待空气进入，即可轻松起罐。

3. 在走罐过程中，如患者感觉头晕、罐温过高、疼痛难忍，应立即停止，卧床休息。

4. 走罐结束后，用纸巾将受术部位润滑剂擦拭干净，协助患者穿好衣物，安排舒适体位。嘱患者 24 小时内不要洗澡，避风寒。

5. 清理治疗用品，做好记录并签字。

注意事项

1. 备齐用物，做好解释，取得患者配合。

2. 根据拔罐部位选取合理体位，暴露拔罐部位，注意保暖，必要时用屏风遮挡。

3. 治疗前评估患者的主要症状、既往史、体质及拔罐部位的皮肤情况。

4. 对于精神紧张的患者应先详细解释，安慰患者，待其情绪放松时再做治疗。

5. 所用物品需清洁消毒，用具一人一份一消毒，避免交叉感染。患有传染病的患者应使用单独的用具，治疗后需严格消杀。

6. 走罐法操作时宜选用口径较大、罐壁较厚且光滑的玻璃罐。

7. 施术部位应选取面积宽大、肌肉丰厚，如胸背部、腰背部、腹部、大腿部等。

走罐法操作流程图

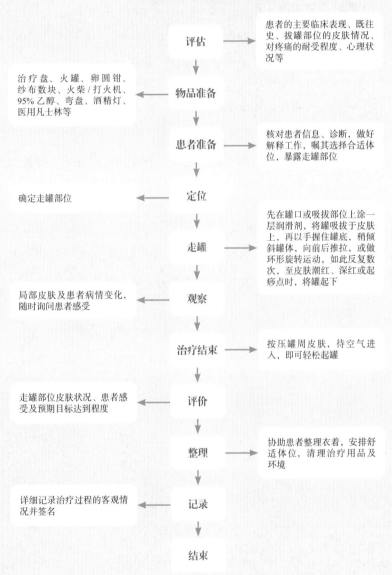

评估 → 患者的主要临床表现、既往史、拔罐部位的皮肤情况、对疼痛的耐受程度、心理状况等

治疗盘、火罐、卵圆钳、纱布数块、火柴/打火机、95%乙醇、弯盘、酒精灯、医用凡士林等 → **物品准备**

患者准备 → 核对患者信息、诊断，做好解释工作，嘱其选择合适体位，暴露走罐部位

确定走罐部位 → **定位**

走罐 → 先在罐口或吸拔部位上涂一层润滑剂，将罐吸拔于皮肤上，再以手握住罐底，稍倾斜罐体，向前后推拉，或做环形旋转运动，如此反复数次，至皮肤潮红、深红或起痧点时，将罐起下

局部皮肤及患者病情变化，随时询问患者感受 → **观察**

治疗结束 → 按压罐周皮肤，待空气进入，即可轻松起罐

走罐部位皮肤状况、患者感受及预期目标达到程度 → **评价**

整理 → 协助患者整理衣着，安排舒适体位，清理治疗用品及环境

详细记录治疗过程的客观情况并签名 → **记录**

结束

三 刺络拔罐法

刺络拔罐法，又称刺血拔罐法。消毒皮肤后，用三棱针点刺或用皮肤针叩刺出血，然后将罐吸附于点刺部位上，以加强刺血的治疗作用，一般留置 10 ～ 15 分钟。

【功效】

刺络拔罐法具有祛寒除湿、消除瘀滞、拔毒泄热、疏通经络、行气活血、消肿止痛、止痒的功效，还可以调节人体的阴阳平衡、解除疲劳、增强体质，从而达到扶正祛邪的目的。

【适应证】

刺络拔罐法适用于急证、热证、实证、瘀血证和痛证等，如发热、急性腰扭伤、带状疱疹、周围面神经炎、踝关节扭伤、软组织挫伤、中暑、腰椎间盘突出症、腱鞘囊肿等。

【禁忌证】

传染病患者，以及过度紧张、疲劳、饥饿的患者，或是局部皮肤有创伤、溃疡的患者，不宜使用刺络拔罐法。

【操作方法】

1. 先将施术部位常规消毒，再用三棱针、皮肤针等在腧穴或患处点刺出血。或用三棱针挑刺后再用镊子或卵圆钳夹住 95% 乙醇棉球，一手持点火工具，一手持罐，罐口朝下，将棉球点燃后迅速伸入罐内旋转 1 ～ 3 圈随即退出，迅速将罐扣于应拔部位。

2. 刺络拔罐时间以 10 ～ 15 分钟为宜，结束后双手戴乳胶手套，按压罐周皮肤，待空气进入，即可轻松起罐。起罐后用消毒棉球擦拭血迹；挑刺部位用消毒敷料或创可贴贴敷。

3. 在拔罐过程中，如患者感觉头晕、罐温过高、疼痛难忍，应停止拔罐，卧床休息。

4. 拔罐结束后协助患者穿好衣物，安排舒适体位。嘱患者24 小时内不要洗澡，避风寒。

5. 清理治疗用品，做好记录并签字。

 注意事项

1. 备齐用物，做好解释，取得患者配合。

2. 根据拔罐部位取合理体位，暴露拔罐部位，注意保暖，必要时用屏风遮挡。

3. 治疗前评估患者的主要症状、既往史、体质及拔罐部位皮肤情况。

4. 对于精神紧张的患者应先详细解释，安慰患者，待患者情绪放松时再治疗。

5. 检查针具，排除针尖有钩毛或缺损、针锋参差不齐等情况。

6. 针具及针刺局部皮肤严格消毒。重刺后，局部皮肤用乙醇棉球消毒，并应注意保持针刺局部清洁，以防感染。

7. 疗程视病情轻重和患者体质而定，一般情况下隔日 1 次，5 ～ 10 次为一疗程。

刺络拔罐法操作流程图

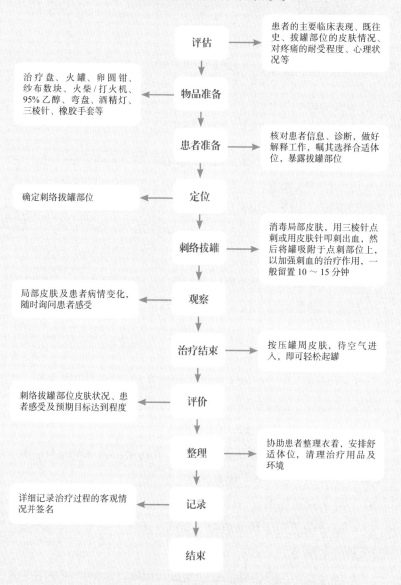

评估 → 患者的主要临床表现、既往史、拔罐部位的皮肤情况、对疼痛的耐受程度、心理状况等

治疗盘、火罐、卵圆钳、纱布数块、火柴/打火机、95%乙醇、弯盘、酒精灯、三棱针、橡胶手套等 → **物品准备**

患者准备 → 核对患者信息、诊断，做好解释工作，嘱其选择合适体位，暴露拔罐部位

确定刺络拔罐部位 → **定位**

刺络拔罐 → 消毒局部皮肤，用三棱针点刺或用皮肤针叩刺出血，然后将罐吸附于点刺部位上，以加强刺血的治疗作用，一般留置 10～15 分钟

局部皮肤及患者病情变化，随时询问患者感受 → **观察**

治疗结束 → 按压罐周皮肤，待空气进入，即可轻松起罐

刺络拔罐部位皮肤状况、患者感受及预期目标达到程度 → **评价**

整理 → 协助患者整理衣着，安排舒适体位，清理治疗用品及环境

详细记录治疗过程的客观情况并签名 → **记录**

结束

艾灸技术

灸法是指利用艾叶等易燃材料或者药物，点燃后在穴位上或患处进行烧灼或熏熨，借其温热性刺激及药物的药理作用，以达到防病治病目的的一种外治方法。

【功效】

灸法的功效是温通经络，散寒逐痹；补虚培本，回阳固脱；行气活血，消肿散结；预防保健，益寿延年。

【适应证】

1. 灸法可应用于临床上绝大多数病症的治疗及辅助治疗，尤其对风寒湿痹、寒痰喘咳、肩周炎，以及脏腑虚寒、元阳虚损引起的各种病症，疗效较好。

2. 艾炷灸多用于带状疱疹、急性睾丸炎、急性细菌性痢疾、流行性出血热、肺结核、糖尿病等。

3. 灯火灸可用于流行性腮腺炎、急性扁桃体炎等。

4. 隔姜灸适用于风寒咳嗽、腹痛、泄泻、风寒湿痹、痛经、颜面神经麻痹等，尤宜于寒证。

5. 隔盐灸可治疗急性腹痛、泄泻、痢疾、风湿痹证及阳气虚脱证。

6.隔蒜灸多用于未溃之化脓性肿块，如乳痈、疔肿，以及瘰疬、牛皮癣、神经性皮炎、关节炎、手术后瘢痕等。

7.隔附子饼灸可用于男性肾阳虚之阳痿、早泄，女性宫寒不孕、痛经、闭经。

【禁忌证】

1.凡颜面部不用直接灸法，以防形成瘢痕，影响美观。关节活动处不宜用瘢痕灸，以防化脓、溃烂，不易愈合。

2.艾灸主要借温热刺激来治疗疾病，因此对于外感温病、阴虚内热、实热证一般不宜施灸。

3.传染病、高热、昏迷、抽搐，或极度衰竭，形销骨立，呈恶病质之垂危状态，自身已无调节能力者，亦不宜施灸。

4.过饱、过饥、醉酒、大渴、大惊、大恐、大怒、极度疲劳和对灸法恐惧者，应慎用艾灸。

5.妊娠期妇女腰骶部和小腹部禁用瘢痕灸。

【操作方法】

1.艾炷灸

（1）直接灸

1）瘢痕灸

①安放艾炷：将拟灸腧穴涂以少量大蒜汁或凡士林，上置中等大小艾炷。

②点火：用线香点燃艾炷尖端，当艾炷燃烧熄灭后，吹去残火和灰烬，用纱布蘸冷开水擦净所灸穴位，再换另一个艾炷点燃

续灸。

③灸后处理：灸满5～7壮后，揩尽灰烬，可在灸穴上贴敷淡膏药，或用干敷料覆盖。

2）非瘢痕灸

①安放艾炷：将拟灸腧穴涂以少量大蒜汁或凡士林，上置中等大小艾炷。

②点火施灸：用线香或火柴点燃艾炷，分别按艾灸补法和泻法要求（吹艾火与否）操作，燃至适当时间后更换艾炷，连续施灸2～3壮。施灸时，可用镊子将未燃尽的艾炷移去或压灭，再施第二壮；也可待其燃烧将尽，有清脆之爆炸声，将艾炷余烬移去，再施第二壮。

③灸后处理：施灸完毕，可在该穴周围轻轻拍打，以减轻痛感。

（2）间接灸

①隔姜灸：将鲜生姜切成厚约0.3cm的薄片，用针扎孔数个。将艾炷放在姜片中心施灸，若被灸者有灼热感可将姜片提起。一般每次施灸5～10壮，以皮肤潮红湿润为度。

②隔蒜灸：将独头大蒜横切成厚约0.3cm的薄片，用针扎孔数个，放在患处或施灸穴位上，将大、中艾炷点燃放在蒜片中心施灸。每灸4～5壮可更换新蒜片，继续灸治。隔蒜灸每次每穴宜灸足7壮，以灸处泛红为度。

③隔盐灸：取干燥纯净的食盐纳入脐中，填平脐孔，上置大艾炷施灸。如患者有灼痛感，即用镊子夹去残炷，另换一炷再灸。一般每次可灸3～9壮。

④隔附子饼灸：将生附子切细研末，用黄酒调和做饼，大小

适度，直径 1～2cm，厚 0.4cm，中间用针扎孔，置穴位上，再以大艾炷置饼上点燃施灸，待附子饼干焦后再换新饼继续施灸，一般每穴灸 5～10 壮，灸至皮肤温热、局部肌肤红晕为度。

2. 艾条灸

（1）悬起灸　悬起灸是将点燃的艾条悬于施灸部位之上的一种灸法。

①温和灸：将艾条的一端点燃，对准穴位进行熏烤，距离皮肤 2～3cm，局部温热舒适感而无灼痛感则固定不移。一般每穴灸 10～15 分钟，至皮肤红晕潮湿为度。如遇到局部感觉减退患者，灸者可将食、中两指置于施灸部位两侧，通过灸者的手指来测知被灸者局部的受热程度。（图 38）

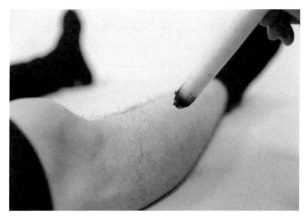

图 38　温和灸

②回旋灸：将艾条的一端点燃，对准穴位，悬于施灸部位上方约 3cm 高处。使艾条在施灸部位上左右往返移动或反复旋转进行灸治，使皮肤有温热感而不至于灼痛，一般每穴灸 10～15 分钟，至皮肤红晕潮湿为度。（图 39）

61

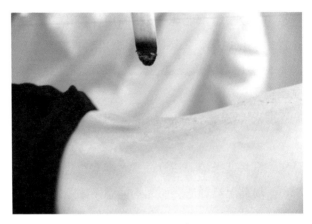

图 39　回旋灸

③雀啄灸：置点燃的艾条于穴位上约3cm高处，艾条一起一落，忽近忽远，上下移动，如鸟雀啄食样。一般每穴灸5分钟，至皮肤红晕为度。此法热感较强，注意防止烧伤皮肤。（图 40）

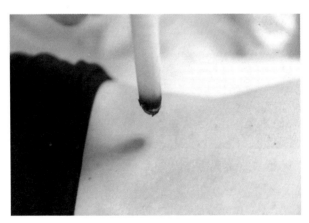

图 40　雀啄灸

（2）实按灸　实按灸多采用药条施灸，古代的"雷火神针""太乙神针"多为此法。操作时，在穴位处铺上6～7层棉纸或布，将艾条点燃置于施灸部位上约3cm高处，对准穴位，直按其上，停留1～2秒，使热气透达深部。若艾火熄灭，可改用备用艾条点燃（亦可预先点燃）再次按灸，如此反复进行，每穴按灸7～10次。

 注意事项

1.患者体位要舒适，并便于医师操作。

2.一般先灸上部，后灸下部；先灸背、腰部，后灸腹部；先灸头部，后灸四肢。

3.施灸过程中，室内宜保持良好的通风，严防艾火烧坏衣服、床单等。施灸完毕，必须把艾火彻底熄灭，以防火灾。

艾灸操作流程图

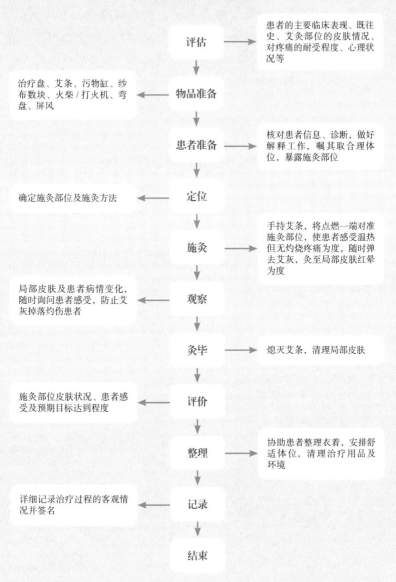

评估 → 患者的主要临床表现、既往史、艾灸部位的皮肤情况、对疼痛的耐受程度、心理状况等

治疗盘、艾条、污物缸、纱布数块、火柴/打火机、弯盘、屏风 ← **物品准备**

患者准备 → 核对患者信息、诊断，做好解释工作，嘱其取合理体位，暴露施灸部位

确定施灸部位及施灸方法 ← **定位**

施灸 → 手持艾条，将点燃一端对准施灸部位，使患者感受温热但无灼烧疼痛为度，随时弹去艾灰，灸至局部皮肤红晕为度

局部皮肤及患者病情变化，随时询问患者感受，防止艾灰掉落灼伤患者 ← **观察**

灸毕 → 熄灭艾条，清理局部皮肤

施灸部位皮肤状况、患者感受及预期目标达到程度 ← **评价**

整理 → 协助患者整理衣着，安排舒适体位，清理治疗用品及环境

详细记录治疗过程的客观情况并签名 ← **记录**

结束

刮痧技术

现代刮痧是在中医经络腧穴理论指导下，用特制的刮痧器具，在体表进行相应的手法刮拭，以达到活血化瘀、解毒透痧、防治疾病目的的一种外治法。

【功效】

刮痧疗法的主要功效有祛邪排毒、活血化瘀、清热解毒、解痉止痛、调节阴阳等。

【适应证】

刮痧疗法可广泛应用于各种常见疾病，涉及内、外、妇、儿各科，如头痛、感冒、胃痛、腹泻、痹证、痿证、高血压、中风后遗症、颈椎病、肩周炎、腰腿疼痛、各种神经疼痛、软组织损伤、月经不调等，尤其适用于外感类疾病、骨关节疼痛性病变，以及神经、肌肉、血管病变和病后康复等。

【禁忌证】

1.严重心脑血管疾病、肝肾功能不全者不宜刮痧。

2.有出血倾向的疾病患者不宜刮痧，如严重贫血、血小板减少性紫癜、白血病、血友病等。

3.皮肤高度过敏、急性骨髓炎、结核性关节炎、传染性皮肤病、烧伤、体表肿瘤、皮肤溃烂者不宜刮痧。

4.极度虚弱、消瘦者，以及囟门未闭合的小儿头部不宜刮痧。

5.急性扭伤、创伤的疼痛部位或骨折部位禁用刮痧。

6.醉酒、过饥、过饱、过渴、过度疲劳者，当下不可大面积重刮。

7.孕妇的腹部、腰骶部及妇女经期不宜刮痧。

8.眼睛、口唇、舌体、耳孔、鼻孔、乳头、肚脐等部位不宜刮痧。

9.精神分裂症、抽搐、高度神经质及不合作者不宜刮痧。

【操作方法】

术者根据所选刮痧板的形状和大小，使用便于操作的握板方法（一般为单手握板，将刮痧板放于掌心，一侧由拇指固定，另一侧由食指和中指固定，或由拇指以外的其余四指固定），利用指力、腕力进行刮拭。刮痧板的移动方向与皮肤之间的夹角以45°左右为宜。刮痧的总原则为由上向下，由内向外，单方向刮拭。头部一般采用梳头或散射法；面部一般由里向外，由下向上刮拭；胸部正中应由上向下，两侧则应由内向外；背部、腰部、腹部则应由上向下，逐步由里向外扩展；四肢宜向末梢方向刮拭（上肢：外侧→内侧；下肢：外侧→内侧→后侧）。（图41）

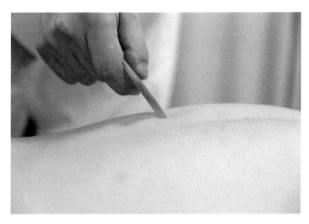

图 41　刮痧

根据刮痧疗法操作方式的不同特点，可以将其分为以下几类。

1. 面刮法　将刮痧板的 1/2 长边或整个长边接触皮肤，向刮拭方向倾斜 30°～ 60°均匀地向同一方向刮拭。适用于躯干、四肢、头部的平坦部位。（图 42）

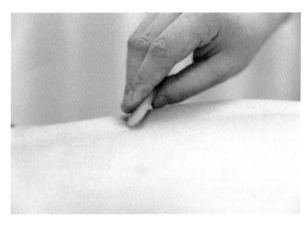

图 42　面刮法

2. 单角刮法 用刮痧板的一个角朝刮拭方向倾斜 45°在穴位处自上而下刮拭。适用于腧穴部位。（图 43 ）

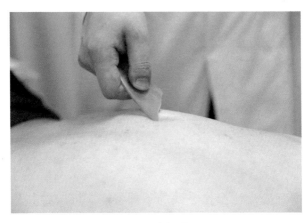

图 43　单角刮法

3. 双角刮法 以刮痧板凹槽部位对准脊柱棘突，向下倾斜45°，自上而下刮拭。适用于脊柱部位。（图 44 ）

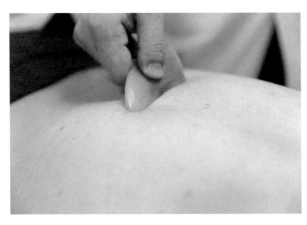

图 44　双角刮法

4.**点按法**　将刮痧板角与穴位呈 90°角，垂直向下按压，由轻到重，逐渐加力，片刻后迅速抬起。适用于水沟、膝眼等穴位。（图 45）

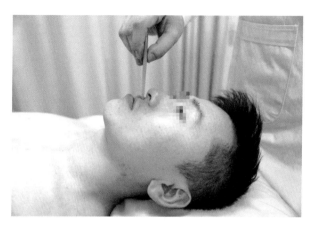

图 45　点按法

5.**厉刮法**　将刮痧板角部与穴区呈 90°角，刮痧板始终不离开皮肤，施以一定的压力并做短距离（2 ～ 3cm）前后或左右摩擦刮拭。适用于头部全息穴区。

6.**平面按揉法**　将刮痧板角部的平面以小于 20°角按压在穴位上，做柔和、缓慢的旋转运动。适用于合谷、足三里、内关，以及手足全息穴区和其他疼痛敏感点。

7.**垂直按揉法**　将刮痧板的边缘以 90°角按压在穴区上，做柔和、缓慢的按揉。适用于骨缝的穴位及第二掌骨桡侧全息穴区。

8.**疏理经气法**　沿经脉的循行部位，用刮痧板长边自上而下或自下而上循经刮拭。适用于分段刮拭结束或保健刮痧时对经络进行整体疏理，放松肌肉，消除疲劳。

注意事项

1. 刮痧治疗时应避风，注意保暖。

2. 室温较低时应尽量减少暴露部位；夏季高温时不可在电扇处或有对流风处刮痧。

3. 刮痧治疗时，不可过分追求痧的出现，因为出痧多少受多方面因素的影响。患者体质、病情、寒热虚实状态、平时服用药物多少及室内的温度都是影响出痧的因素。

刮痧操作流程图

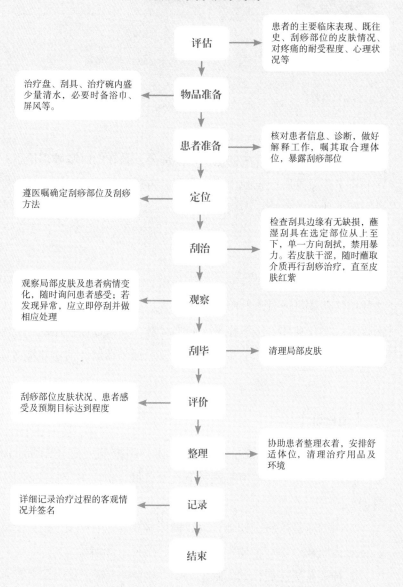

评估 → 患者的主要临床表现、既往史、刮痧部位的皮肤情况、对疼痛的耐受程度、心理状况等

治疗盘、刮具、治疗碗内盛少量清水，必要时备浴巾、屏风等。 ← **物品准备**

患者准备 → 核对患者信息、诊断，做好解释工作，嘱其取合理体位，暴露刮痧部位

遵医嘱确定刮痧部位及刮痧方法 ← **定位**

刮治 → 检查刮具边缘有无缺损，蘸湿刮具在选定部位从上至下，单一方向刮拭，禁用暴力。若皮肤干涩，随时蘸取介质再行刮痧治疗，直至皮肤红紫

观察局部皮肤及患者病情变化，随时询问患者感受；若发现异常，应立即停刮并做相应处理 ← **观察**

刮毕 → 清理局部皮肤

刮痧部位皮肤状况、患者感受及预期目标达到程度 ← **评价**

整理 → 协助患者整理衣着，安排舒适体位，清理治疗用品及环境

详细记录治疗过程的客观情况并签名 ← **记录**

结束

熏洗技术

熏洗是中医外治疗法的重要组成部分，是在中医基础理论指导下将中药煎煮后，先利用蒸气熏蒸，再用药液淋洗、浸浴全身或局部患处的一种治疗疾病的方法。

【功效】

熏洗疗法具有温经散寒、行气活血、祛风除湿等作用。该疗法使用的药物可通过皮肤吸收使药效直达病所，同时借助热力疏松腠理、发汗祛邪、缓解痉挛、疏通经脉。熏洗疗法使用的药物大多辛香燥烈，有祛风除湿、温经散寒、通经活络、活血止痛等功效。

【适应证】

1.骨科疾病，如腰椎间盘突出症、颈椎病、肩关节周围炎、慢性肌劳损、膝关节骨性关节炎及各种骨折、关节脱位的康复期。

2.周围血管疾病，如脉管炎、糖尿病肢体血管病变等。

3.皮肤病，如疔、痈、带状疱疹、湿疹、顽癣等。

4.神经系统疾病，如失眠。

5. 自身免疫病，如类风湿关节炎、系统性红斑狼疮。

【禁忌证】

1. 重症高血压、心脏病、急性脑血管意外、急慢性心功能不全者，重度贫血、动脉硬化症等患者禁用。

2. 饭前饭后半小时内、饥饿、过度疲劳者禁用。

3. 妇女妊娠期及月经期禁用。

4. 急性传染病患者禁用。

5. 有开放性创口、感染性病灶、年龄过大或体质特别虚弱者禁用。

6. 对药物过敏者禁用。

【操作方法】

1. 用物准备　治疗盘、药液、熏洗盆。根据熏洗部位的不同，也可备坐浴椅、有孔木盖浴盆、治疗碗及水温计，必要时备屏风及换药用品等。

2. 操作步骤

（1）备齐用物，携至床旁，做好解释，取得患者配合。

（2）根据熏洗部位协助患者取合适体位，暴露熏洗部位，必要时用屏风遮挡。冬季注意保暖。

（3）眼部熏洗时，将煎好的药液趁热倒入治疗碗，令患者眼部对准碗口进行熏蒸，并用纱布擦洗眼部，稍凉即换，每次15～30分钟。

（4）四肢熏洗时，将药物趁热倒入盆内，患肢架于盆上，用浴巾或布单围盖后熏蒸。待温度适宜时，将患肢浸泡于药液中泡洗。

（5）坐浴时，将药液趁热倒入盆内，上置带孔木盖。协助患者脱去内裤，坐在木盖上熏蒸。待药液温度适宜时，拿掉木盖，坐入盆中泡洗。药液偏凉时应更换药液，每次熏洗 15 ～ 20 分钟。

（6）熏洗过程中，密切观察患者病情变化。若其感到不适，应立即停止，并协助患者卧床休息。

（7）熏洗完毕，清洁局部皮肤，协助患者整理衣着，安置舒适卧位。

（8）清理用物，归还原处。

📢 注意事项

1. 注意保暖、避风，暴露部位应尽量加盖衣被，室温在 20 ～ 22℃。

2. 药温不宜过热，一般为 50 ～ 70℃。老年人、儿童及反应差者药温不宜超过 50℃，以防烫伤。

3. 在伤口部位进行熏洗按无菌技术操作进行。

4. 包扎部位熏洗时应揭去敷料，熏洗完毕后更换消毒敷料。

5. 熏洗所用物品均需清洁消毒，用具一人一份一消毒，避免交叉感染。合并有传染病的患者应使用单独的浴具，并严格消毒。

6. 出现皮疹、瘙痒等过敏症状时应立即停止熏洗，必要时外涂抗过敏药膏，口服抗过敏药物。若熏洗后皮肤局部出现水疱或溃烂者，应避免抓挠，保护创面或涂烫伤软膏、红霉素软膏等。

7. 注意汤药的保存，以防变质。药物可连续煎煮使用2～3天。

8. 在全身熏洗过程中，如患者感到头晕不适，应停止熏洗，卧床休息。

9. 如熏洗无效且病情反而加重者，应改用其他方法。

熏洗疗法操作流程图

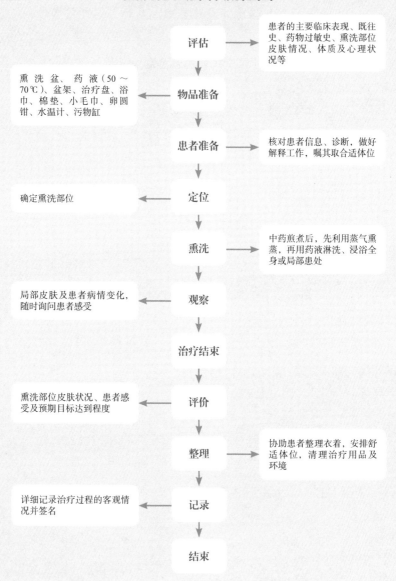

评估 → 患者的主要临床表现、既往史、药物过敏史、熏洗部位皮肤情况、体质及心理状况等

熏洗盆、药液（50～70℃）、盆架、治疗盘、浴巾、棉垫、小毛巾、卵圆钳、水温计、污物缸 → 物品准备

患者准备 → 核对患者信息、诊断，做好解释工作，嘱其取合适体位

确定熏洗部位 → 定位

熏洗 → 中药煎煮后，先利用蒸气熏蒸，再用药液淋洗、浸浴全身或局部患处

局部皮肤及患者病情变化，随时询问患者感受 → 观察

治疗结束

熏洗部位皮肤状况、患者感受及预期目标达到程度 → 评价

整理 → 协助患者整理衣着，安排舒适体位，清理治疗用品及环境

详细记录治疗过程的客观情况并签名 → 记录

结束

维吾尔医治疗技术

一 蛋清外敷疗法

蛋清外敷疗法是指外敷蛋清治疗四肢关节损伤的方法。此技术具有操作简单、成本低、疗效好等特点。

【功效】

蛋清外敷疗法具有消肿止痛、促进损伤软组织修复的功效。

【适应证】

蛋清外敷疗法主要适用于四肢损伤及外伤引起的骨关节病。

【禁忌证】

有皮肤开放性伤口及皮肤过敏者禁用。

【操作方法】

1.物品准备　蛋清、碗、搅拌棒、纱布、压条板、医用胶带。

2. 操作步骤

（1）根据损伤部位的大小，准备纱布和压条板。

（2）将一个或者两个蛋清倒入碗中并快速搅拌使之形成白色泡沫。

（3）患者取仰卧位，放松肌肉，充分暴露损伤关节。

（4）助手握住患者损伤关节远端，以维持关节固定。

（5）医师在损伤部位外均匀地涂敷准备好的蛋清泡沫，然后用纱布缠绕损伤部位，长度为 20～30cm，缠绕 5～6 层，然后用 2～4 根压条板固定在关节的上、下、左、右，再用胶布固定。

（6）每 5～7 天换药包扎一次，3 周为一疗程。

 注意事项

1. 外敷蛋清时应保证治疗关节固定；用纱布缠绕时不能过紧或过松。

2. 若上肢关节损伤，应将肘关节弯曲呈 90° 角后用三角巾悬吊于颈部固定。若下肢关节损伤，宜让患者卧床休息。

3. 若损伤部位的远端关节出现肿痛、麻痛、发紫发黑等症状，应立即松解纱布。

4. 禁食辛辣刺激性食物。

蛋清外敷疗法操作流程图

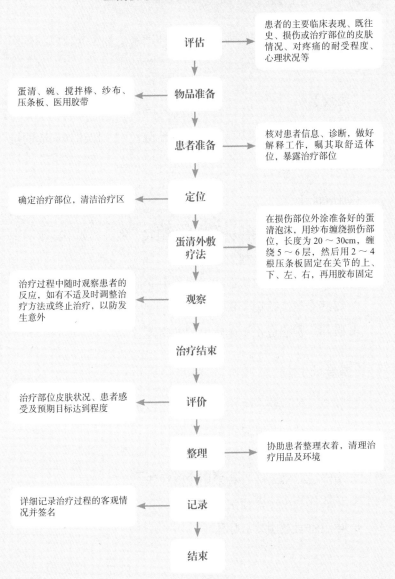

评估 → 患者的主要临床表现、既往史、损伤或治疗部位的皮肤情况、对疼痛的耐受程度、心理状况等

蛋清、碗、搅拌棒、纱布、压条板、医用胶带 ← **物品准备**

患者准备 → 核对患者信息、诊断，做好解释工作，嘱其取舒适体位，暴露治疗部位

确定治疗部位，清洁治疗区 ← **定位**

蛋清外敷疗法 → 在损伤部位外涂准备好的蛋清泡沫，用纱布缠绕损伤部位，长度为20～30cm，缠绕5～6层，然后用2～4根压条板固定在关节的上、下、左、右，再用胶布固定

治疗过程中随时观察患者的反应，如有不适及时调整治疗方法或终止治疗，以防发生意外 ← **观察**

治疗结束

治疗部位皮肤状况、患者感受及预期目标达到程度 ← **评价**

整理 → 协助患者整理衣着，清理治疗用品及环境

详细记录治疗过程的客观情况并签名 ← **记录**

结束

二 | 冷敷疗法

冷敷疗法即用冷的物体放置在人体的某个部位外敷以治疗疾病的方法。

【功效】

冷敷可降低局部组织温度，减缓新陈代谢，以达到局部的抗炎、止痛效果。

【适应证】

1.头部冷敷法是用冰块冷敷于太阳穴、额头，或用冷水淋洗额头。适用于发热、鼻衄患者。

2.损伤部位的冷敷法适用于损伤引起的出血。

3.胃部冷敷法适用于胃出血。

4.腹部冷敷法适用于高热引起的腹泻。

【禁忌证】

1.休克、传染病、大出血患者禁用冷敷疗法。

2.慢性炎症、脓肿患者禁用冷敷疗法。

3.胸背部、卵巢部禁用冷敷疗法。

4.房颤、心动过缓患者禁用冷敷疗法。

5.足底部禁用冷敷疗法。

6.哮喘患者禁用冷敷疗法。

【操作方法】

患者取合适体位，将预先准备好的冷敷用具放置在患处，每次冷敷时间大约为 20 分钟。如果使用冷巾、冷袋，每 4～6 分钟更换 1 次，以保证冷敷效果，且可延长冷敷时间至 30 分钟。冷敷完毕后，用干毛巾将冷敷部位的皮肤擦干。

注意事项

1. 冷敷疗法不宜在冬季使用。

2. 冷敷时间不宜过长。

冷敷疗法操作流程图

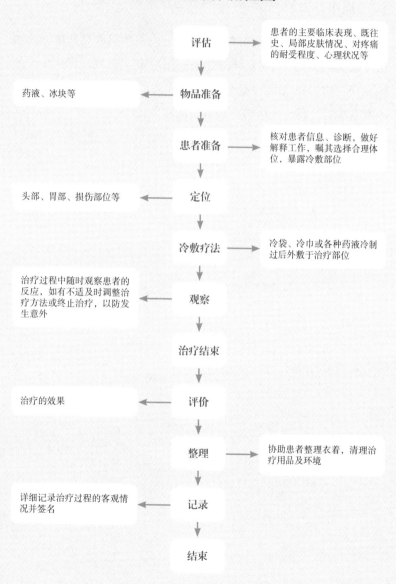

评估 → 患者的主要临床表现、既往史、局部皮肤情况、对疼痛的耐受程度、心理状况等

药液、冰块等 ← 物品准备

患者准备 → 核对患者信息、诊断，做好解释工作，嘱其选择合理体位，暴露冷敷部位

头部、胃部、损伤部位等 ← 定位

冷敷疗法 → 冷袋、冷巾或各种药液冷制过后外敷于治疗部位

治疗过程中随时观察患者的反应，如有不适及时调整治疗方法或终止治疗，以防发生意外 ← 观察

治疗结束

治疗的效果 ← 评价

整理 → 协助患者整理衣着，清理治疗用品及环境

详细记录治疗过程的客观情况并签名 ← 记录

结束

三　日晒疗法

日晒疗法是指利用夏季的太阳光，根据病情需要来照射身体局部或全部以防治疾病的一种方法。

【功效】

日晒疗法具有培补阳气，排出体内寒湿，促进体内钙的吸收，杀灭皮肤表面细菌的作用。

【适应证】

根据患者的体质选择日光照射的强度，如白癜风患者进行日晒疗法时初始照射时间为 10 分钟，以后逐日延长照射时长，直至每日照射 3 小时左右。如果患者皮肤干燥、脉搏短绌，进行日晒疗法时一般可以用洋甘菊油、菊苣子油等涂擦患处，并在温度适宜的日光下照射。有些患者根据病情可于局部涂擦橄榄油、巴旦仁油后再进行日光照射。

【禁忌证】

发热、心动过速、甲状腺功能亢进症、出血倾向、急性银屑病等疾病患者禁用日晒疗法。

【操作方法】

日晒疗法一般采用直接照射法，患者可取卧位或坐位，暴露治疗部位，遵照循序渐进的原则，逐渐扩大照射部位和照射时间，使身体逐渐适应日光的刺激。

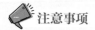 **注意事项**

1. 有心、肝、肺疾病的患者非必要时尽量不采用日晒疗法；必要时可根据病情在温度适宜的日光下短时间照射。

2. 白癜风患者进行日晒疗法时若出现起疱现象应停止日光照射。

3. 进行日晒疗法时患者健处应用白布包裹以免强光照射。

4. 患者头部要注意遮挡。高血压病患者进行日晒疗法的时间不宜过长。

5. 进行日晒疗法时不宜空腹。首次照射时间不宜过长，一般照射 15 ～ 20 分钟，以后每日照射时间可较前延长 5 ～ 10 分钟。一般以上午照射 2 ～ 3 小时，下午照射 1.5 ～ 3.5 小时为宜。

6. 在进行日晒疗法时，为避免在强光下出汗过多，体内水分流失导致脱水，故每次照射时要给患者补充足够的水分。

日晒疗法操作流程图

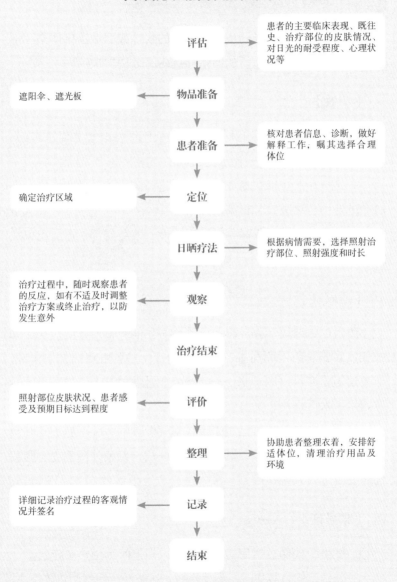

评估 → 患者的主要临床表现、既往史、治疗部位的皮肤情况、对日光的耐受程度、心理状况等

遮阳伞、遮光板 ← 物品准备

患者准备 → 核对患者信息、诊断，做好解释工作，嘱其选择合理体位

确定治疗区域 ← 定位

日晒疗法 → 根据病情需要，选择照射治疗部位、照射强度和时长

治疗过程中，随时观察患者的反应，如有不适及时调整治疗方案或终止治疗，以防发生意外 ← 观察

治疗结束

照射部位皮肤状况、患者感受及预期目标达到程度 ← 评价

整理 → 协助患者整理衣着，安排舒适体位，清理治疗用品及环境

详细记录治疗过程的客观情况并签名 ← 记录

结束

四　热敷疗法

热敷疗法是利用汤药或者加热过的物体或器械给机体某一部位或某一器官以热刺激，从而治疗疾病的方法。

【功效】

1.热敷疗法可以提高局部神经的敏感性，改善并促进组织、器官的功能活动。

2.热敷疗法可加快血液循环，促进新陈代谢，散寒止痛，还能促进外用药物吸收，提高治疗效果。

3.热敷疗法通过提高组织局部温度，改善局部供血，可以松解痉挛的肌肉。

【适应证】

热敷疗法适用于脾、胃、肝等器官功能异常所致的疾病，如嗳气、腹胀、胁下刺痛等；还可以治疗一些肾脏疾病，如尿频、尿失禁等；亦可以用于寒证、痛证，如慢性关节炎、肩周炎、骨质增生、术后疼痛、关节痛、肌肉痉挛等。

目前，电热敷疗法已用于治疗支气管哮喘、肺部感染等呼吸道疾病，白癜风、湿疹、黑斑病等皮肤病，以及外阴病变、腹股沟病变等生殖系统疾病。

【禁忌证】

1.软组织挫伤、扭伤初期肿胀尚未消退时禁用热敷疗法。

2.未确诊的急腹症、感染性疾病、化脓性疾病禁用热敷疗法。

3. 面部、口腔的感染化脓，以及合并伤口、皮肤湿疹者禁用热敷疗法。

4. 妊娠期妇女的腹部、腰骶部，以及局部感觉障碍或反应迟钝者忌用热敷疗法。

5. 麻醉未清醒者禁用热敷疗法。

6. 昏迷、瘫痪、糖尿病、肾病等血液循环较差或感觉迟钝的患者，以及年老体弱或有严重心脏病的患者慎用热敷疗法。

7. 皮肤炎症、血栓性静脉炎、外周血管病变患者禁用热敷疗法。

【操作方法】

1. **湿热敷疗法**　将热水或汤药等放入热敷用具里，或用热毛巾或热布放于患处热敷的方法。

2. **干热敷疗法**　将盐、麸皮、沙子等加热后装入袋子里；或将加热过的砖块用毛巾或布块包裹后放于患处热敷的方法。

3. **电热敷疗法**　使用特定仪器或器械通电产生的热量作用于患处的方法。

📣注意事项

1. 施行热敷疗法时要避免因为温度过高而导致局部烫伤。

2. 要根据病位、病因选择热敷部位。

3. 热敷疗法持续的时间取决于疾病的性质和患者的耐受力。

热敷疗法操作流程图

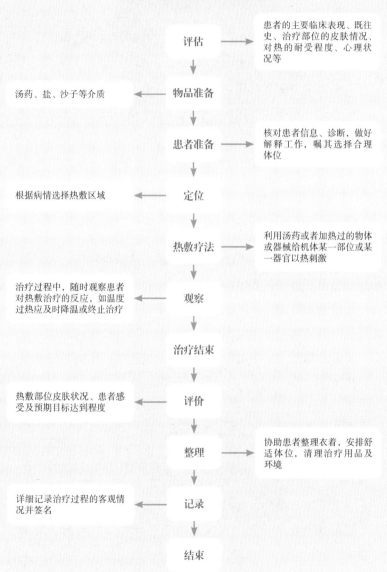

评估 → 患者的主要临床表现、既往史、治疗部位的皮肤情况、对热的耐受程度、心理状况等

汤药、盐、沙子等介质 ← 物品准备

患者准备 → 核对患者信息、诊断，做好解释工作，嘱其选择合理体位

根据病情选择热敷区域 ← 定位

热敷疗法 → 利用汤药或者加热过的物体或器械给机体某一部位或某一器官以热刺激

治疗过程中，随时观察患者对热敷治疗的反应，如温度过热应及时降温或终止治疗 ← 观察

治疗结束

热敷部位皮肤状况、患者感受及预期目标达到程度 ← 评价

整理 → 协助患者整理衣着，安排舒适体位，清理治疗用品及环境

详细记录治疗过程的客观情况并签名 ← 记录

结束

第二章

骨伤科疾病

第一节

颈痛

一 概述

颈痛是临床常见症状，多源于颈椎及其周围组织的病理性改变。临床上引起颈痛的疾病较多，包括脊椎、椎旁软组织、神经系统和内脏的病变等。因此，颈痛不应仅归因于颈椎病的伴发症状，而应明确其是一种由多种疾病或病理损伤引起的症状，尤其部分颈痛可能源自致命性疾病。临床上，在治疗颈痛时，应首先明确该病外治法的适应证和禁忌证，掌握其辨病治疗的操作要点。

（一）禁忌证

1.感染、骨折、脱位、肿瘤等严重疾病禁用外治法。

2.心绞痛、急性心肌梗死等急危重症禁用外治法。

3.脊神经根肿瘤、风湿免疫类疾病、胸廓出口综合征、前臂神经损伤、血液系统疾病等禁用外治法。

（二）适应证

颈部筋伤类疾病，常见的有颈椎病、落枕、颈部扭伤、项韧带劳损及钙化、寰枢关节失稳、前斜角肌综合征。

1. **颈椎病**　通常分为五型，临床表现复杂。颈型颈椎病主要表现为单纯的项背部疼痛不适。神经根型颈椎病主要表现为颈脊神经刺激症状。椎动脉型颈椎病多表现为椎动脉供血不足。脊髓型颈椎病则出现脊髓受压的症状和体征。交感神经型颈椎病主要表现为交感神经功能的紊乱。

2. **落枕**　多表现为晨起颈项部疼痛不适，一侧的斜方肌或胸锁乳突肌痉挛疼痛，但不应出现颈脊神经刺激症状。

3. **颈部扭伤**　表现为一侧颈项疼痛，可伴发肩背部放射痛，但应有明确的扭伤病史。

4. **项韧带劳损及钙化**　表现为颈椎棘突尖部压痛，X线检查可见病变部位项韧带钙化影。

5. **寰枢关节失稳**　张口位X线检查可见枢椎齿状突与寰椎两侧块距离不等。

6. **前斜角肌综合征**　患者多有外伤史，前斜角肌局部压痛明显，患肢可有放射痛和麻木感，但高举患肢症状减轻，牵拉患肢症状加重，颈、胸段X线检查正侧位片提示第七颈椎横突过长或高位胸肋。

表 1 颈椎病的分型及诊断要点

病名	临床表现	特殊检查	辅助检查
颈型颈椎病	颈部有僵硬感，易于疲劳，肩胛肩区有酸痛感和沉重感，经常出现"落枕"样现象	患侧颈部肌肉痉挛紧张，肌张力增高并伴有压痛，颈部左右旋转运动受限最明显	X 线检查显示椎间隙变窄、生理曲度变直等退变征象
神经根型颈椎病	颈项部或肩背部呈阵发性或持续性隐痛或剧痛；受刺激或压迫的颈脊神经的走行方向有烧灼样或刀割样疼痛，伴有针刺样或过电样麻感	颈部有局限性条索状或结节状凸起物，患侧肌力减弱，病久可出现肌肉萎缩，臂丛神经牵拉试验、椎间孔挤压试验可呈现阳性	CT、MRI 检查可清楚观察椎间盘的突出程度和神经根的受压情况
脊髓型颈椎病	颈部疼痛反复发作，上肢软弱无力，感觉及皮肤温度改变，严重时可出现肌肉萎缩	肌张力增高，肌力减退，腱反射亢进，病理反射（霍夫曼征、巴宾斯基征等）阳性	CT、MRI 检查可显示颈椎椎管的大小及突出物与受累神经根的关系
椎动脉型颈椎病	头部过伸或旋转时，可出现位置性眩晕、恶心呕吐等	眩晕发作时可出现猝倒，但神志清醒，旋颈试验阳性	椎动脉 CT 血管造影三维重建检查可见椎动脉扭曲、狭窄，串珠样痉挛，横突孔异常等
交感神经型颈椎病	后枕部疼痛、头痛、头沉；心率增快或减慢，有心前区闷痛、心悸等不适症状；肢体发凉或有热感，肤温降低或增高，肤色发白或潮红，多汗或无汗	两侧颈椎横突前压痛明显，部分患者出现霍纳征	X 线检查显示颈椎生理弧度有不同程度的改变，椎体和钩椎关节骨质增生；心电图检查显示无异常或有轻度异常

二 治疗

（一）推拿疗法

1. 取穴　风府、风池、肩井、肩外俞、天宗等。

2. 操作步骤

（1）按五线　患者取坐位，医者立于其身侧。

①用一指禅推法、按揉法交替作用于督脉线。

②用一指禅推法、按揉法、拿法交替作用于夹脊线。

③用一指禅推法、按揉法、抹法交替作用于颈旁线。

本法的治疗时间约为 5 分钟，可起到疏通经络、理气活血的作用。

（2）按五区　患者取坐位，医者立于其身侧。

①用擦法、拿法交替作用于肩胛带区，方向由肩峰端向颈根部。

②用一指禅推法、按揉法交替作用于肩胛背区。

③用擦法、一指禅推法、拨揉法交替作用于肩胛间区，以达到舒筋解痉、缓解肌紧张的作用。

（3）按十三穴　患者取坐位，医者立于其身侧，用按揉法作用于风府、风池（双）、肩井（双）、肩外俞（双）、天宗（双）。

本法具有疏经理气、活血止痛的作用。

（4）中药涂擦治疗　根据患者病情配制相应药物，配合擦法作用于颈肩背部，以透热为度。本法具有疏经通络、活血止痛的作用。

（二）拔罐疗法

1.取穴 大椎、大杼、肩井、天宗、肩外俞等。

2.操作步骤 拔罐部位在颈肩两侧，脊柱正中线旁开2cm或3cm的位置。拔罐时，选取大小合适的罐，用镊子夹住乙醇棉球，点燃棉球后，迅速在罐内转几圈后退出，将罐扣在相应穴位上。一般留罐时间大约为10分钟。

（三）艾灸疗法

1.取穴 风池、颈夹脊穴、天柱、肩井、大椎、后溪等。

2.操作步骤 先将两节4～5cm长的艾条点燃，将艾条放入艾灸盒内，盖上盖子，放置于患者颈肩部。根据患者对温度的耐受程度调节艾灸盒的通气孔以达适宜温度，每次施灸20～30分钟。

（四）刮痧疗法

1.取穴 风府、风池、颈根、颈臂、肩井、肩外俞、天宗等。

2.操作步骤

（1）准备物品，检查刮痧板边缘是否光滑。

（2）告知患者治疗目的，嘱患者取俯卧位，暴露刮痧部位（颈肩部）。

（3）先涂刮痧油，让患者肌肉放松，然后用刮痧板从上向下、从里向外刮，刮板和操作部位呈45°夹角，沿颈肩部正中线、脊柱两侧膀胱经循行路线，反复刮拭5～7次。

（五）临证备要

1. 引起颈痛的疾病有很多，应首先除外禁忌证。

2. 颈椎推拿过程中，切忌盲目粗暴地扳转扭动，以免引起医源性损伤。

3. 嘱患者睡眠时枕头高低适中，不宜睡高枕、硬枕。注意颈部保暖，不过度疲劳，平时加强颈部功能锻炼。

4. 外治法治疗颈痛疗效显著，一般 3～5 次即可痊愈；如治疗 3 次后患者症状无缓解，甚至加重，应及时请上级医师会诊或向上级医疗单位转诊。

腰痛

一　概述

腰痛是临床常见症状，以腰部一侧或两侧疼痛为主，常可放射至腿部，并伴有外感或内伤症状。引起腰痛的原因有很多，除运动系统疾病及外伤外，其他器官的疾病也可引起腰痛。因此，腰痛不应仅归因于腰椎间盘突出症的伴发症状，而应明确其是由多种疾病或病理损伤引起的症状，部分腰痛甚至源自致命性疾病。临床在治疗腰痛时，应首先明确该病外治法的适应证和禁忌证，掌握其辨病治疗的操作要点。

（一）禁忌证

1.感染、骨折、脱位、肿瘤等严重疾病禁用外治法。

2.盆腔炎、子宫后倾、痛经等妇科疾病禁用外治法。

3.腰部神经根炎、泌尿系结石等急性痛证禁用外治法。

（二）适应证

常见的疾病有腰椎间盘突出症、腰椎椎管狭窄、急性腰扭伤、慢性腰肌劳损、腰背肌筋膜炎、第三腰椎横突综合征、棘上或棘间韧带损伤等。

1. **腰椎间盘突出症**　较为常见，通常分为四型，即膨出型、突出型、脱出型、游离型。其临床表现比较复杂，主要表现为反复腰痛，其后出现腿痛。若突出发生在第四、五腰椎及第五腰椎和第一骶椎间隙，则疼痛具有放射性，方向由臀部沿大腿后侧向小腿及足背反射。若突出物压迫神经根，可导致其所支配的肌肉出现程度不同的麻木，甚至压迫马尾神经，出现大小便功能障碍、鞍区感觉异常。腰椎间盘突出症的 X 线检查可见椎间隙变窄、生理曲度消失、脊柱侧弯等异常改变，CT 和 MRI 检查可明确椎间盘突出节段及脊髓受压情况。

2. **腰椎椎管狭窄**　主要表现为神经根功能障碍，其中间歇性跛行是其最典型的临床表现。CT 检查可清晰显示椎管狭窄程度、椎管各个壁的改变情况。

3. **急性腰扭伤**　发病急，多为间接外力所致，表现为腰部疼痛剧烈，可呈刺痛、胀痛或牵掣样疼痛，部位较局限，肌痉挛明显，腰部不能挺直，活动受限，休息后疼痛可缓解。

4. **慢性腰肌劳损**　是由腰背肌慢性积累性损伤导致局部无菌性炎症引起的腰骶部弥漫性疼痛，一般病程较长，发病比较缓慢。

5. **腰背肌筋膜炎**　是一种筋膜的无菌性炎症，腰背部可有广泛压痛，在按压触摸时可触及条索状物或结节，伴有肌肉痉挛、皮肤麻木等。

6. **第三腰椎横突综合征**　患者常有腰部负重闪扭或劳损史，第三腰椎横突尖处有局限性压痛，可引起同侧臀部及下肢后外侧反射痛，弯腰及腰部旋转时疼痛加剧，劳累后明显加重。X 线检查可见第三腰椎横突肥大、过长。

7.棘上或棘间韧带损伤　患者常有弯腰突然受重力牵拉或弯腰负重史，疼痛与压痛点局限在棘上或棘间。X线检查显示无异常。

表2　腰痛常见疾病的诊断要点

病名	临床表现	特殊检查	辅助检查
腰椎间盘突出症	反复腰痛，下肢放射痛	直腿抬高试验及加强试验阳性，屈颈试验阳性、挺腹试验阳性等	X线检查可见椎间隙变窄、生理曲度消失、脊柱侧弯等异常改变，CT和MRI检查可明确椎间盘突出节段及脊髓受压情况
腰椎椎管狭窄	神经根功能障碍	无	CT检查可清晰显示椎管狭窄程度、椎管各个壁的改变情况
急性腰扭伤	腰部疼痛剧烈，可呈刺痛、胀痛或牵掣样疼痛，部位较局限，肌痉挛明显，腰部不能挺直，活动受限，休息后疼痛可缓解	直腿抬高试验及加强试验阴性	X线检查可无异常
慢性腰肌劳损	腰骶部弥漫性疼痛	无	X线检查可无异常
腰背肌筋膜炎	腰背部可有广泛压痛，在按压触摸时可触及条索状物或结节，伴有肌肉痉挛、皮肤麻木等	无	X线检查可见腰椎生理曲度消失、韧带钙化等
第三腰椎横突综合征	第三腰椎横突尖处有局限性压痛，可引起同侧臀部及下肢后外侧反射痛，弯腰及腰部旋转时疼痛加剧，劳累后明显加重	无	X线检查可见第三腰椎横突肥大，过长

病名	临床表现	特殊检查	辅助检查
棘上或棘间韧带损伤	疼痛与压痛点局限在棘上或棘间	无	X线检查可无异常

二 治疗

（一）推拿疗法

1. **取穴** 腰阳关、肾俞、居髎、大肠俞、环跳、承扶、委中、承山、阳陵泉、绝骨、昆仑、阿是穴等。

2. **操作步骤**

（1）**循经按揉法** 患者取俯卧位，医师用㨰、按、揉法在患者脊柱两侧膀胱经及臀部和下肢后外侧施术，以腰部及患侧为重点，反复操作 2～3 遍。

（2）**舒筋通络法** 用拇指或肘尖点压腰阳关、肾俞、居髎、大肠俞、环跳、承扶、委中、承山、阳陵泉、绝骨、昆仑、阿是穴。

（3）**拔伸推压法** 在助手配合拔伸牵引的情况下，医师用拇指顶推或肘尖按压患处，用力方向与突出物方向相反。

（4）**理筋整复法** 患者取侧卧位，医师用腰部斜扳法，左右各操作一次，以调整后关节紊乱、松解粘连、改变突出物与神经根的位置。

（5）**整理手法** 患者取俯卧位，医师用㨰、拿、揉、弹拨手法沿腰臀部及患侧坐骨神经分布区域操作。

（6）**中药涂擦治疗**　根据患者病情配制相应药物，配合擦法作用于腰骶部，以透热为度。本法具有疏经通络、活血止痛的作用。

（二）拔罐疗法

1.**取穴**　腰阳关、肾俞、居髎、大肠俞、环跳、承扶、阿是穴等。

2.**操作步骤**　拔罐部位在脊柱两侧膀胱经，即后正中线旁开2cm或3cm的位置。拔罐时，选取大小合适的罐，用镊子夹住乙醇棉球，点燃棉球后，迅速在罐内转几圈后退出，将罐扣在相应穴位上。一般留罐时间大约为10分钟。

（三）艾灸疗法

1.**取穴**　腰阳关、肾俞、居髎、大肠俞、阿是穴等。

2.**操作步骤**　先将两节4～5cm长的艾条点燃，将艾条放入艾灸盒内，盖上盖子，放置于患者腰部。根据患者对温度的耐受程度调节艾灸盒的通气孔以达适宜温度，每次施灸20～30分钟。

（四）刮痧疗法

1.**取穴**　腰阳关、肾俞、居髎、大肠俞、环跳、承扶、阿是穴等。

2.**操作步骤**

（1）准备物品，检查刮痧板边缘是否光滑。

（2）告知患者治疗目的，嘱患者取俯卧位，暴露刮痧部位

（背腰部）。

（3）先涂刮痧油，让患者肌肉放松，然后用刮痧板从上向下、从里向外刮，刮板和操作部位呈45°夹角，沿背腰部正中线、脊柱两侧膀胱经循行路线，反复刮5～7次。

（五）临证备要

1. 引起腰痛的疾病有很多，应首先除外禁忌证。

2. 腰椎推拿过程中，切忌盲目粗暴地扳转扭动，以免引起医源性损伤。

3. 嘱患者保持良好的生活习惯，端正坐姿、站姿等，防止腰腿受凉，防止过度劳累，平时加强腰背肌锻炼。

4. 外治法治疗腰痛疗效显著，一般3～5次即可痊愈；如治疗3次后患者症状无缓解，甚至加重，应及时请上级医师会诊或向上级医疗单位转诊。

肩痛

一 概述

肩痛是指由于肩关节病变、肩关节周围软组织（包含肌肉、肌腱、滑膜囊和关节囊等）病变或体内脏器病变等所引起的以肩关节周围疼痛、活动受限为特点的一种临床常见症状。肩痛可见于多种疾病，比较常见的有肩袖损伤、肩峰下撞击综合征、肩关节不稳、肩周炎、颈椎病、冠心病、肺尖癌、胆囊炎、胆石症等。上述疾病中疼痛常常为主要症状且会影响患者的生活质量，所以对于医师而言，如何有效缓解或消除患者的疼痛往往是治疗疾病的首要目的。临床上引起肩痛的病因广泛，在治疗时应首先明确诊断，把握该病外治法的适应证及禁忌证。

（一）禁忌证

1. 肩痛包含肩内因素及肩外因素，对于肩内因素首先需除外骨折、脱位等急性损伤性疾病。

2. 除外需外科手术干预的疾病，如巨大肩袖撕裂等。

3. 除外肩外因素中的心血管疾病、肿瘤、风湿免疫性疾病、胸廓出口综合征、前臂神经损伤、血液系统疾病等。此类可能存在肩痛症状，但这些疾病均有其相应的临床特点，如心绞痛和急性心肌梗死可出现左肩及左前臂放射痛等。

因此，在接诊患者时应详细询问病史，必要时完善相关检查，明确诊断后再进行治疗，或者转相关科室进一步治疗。

（二）适应证

常见的疾病有肩周炎、肩袖损伤、肩关节撞击综合征、肱二头肌长头肌腱炎、肩峰下滑囊炎、感染性关节炎、风湿病、肿瘤等。

1. 肩关节撞击综合征 是肩峰下间隙内结构异常或盂肱关节不稳导致在肩上举过程中，肩袖或（和）二头肌腱受到喙肩弓的反复撞击而引起病变。Neer 指出撞击不仅仅发生在肩峰外侧，也发生在肩峰前 1/3、喙肩韧带和肩锁关节。"撞击区"位于冈上肌在肱骨大结节止点处的中心。

2. 肩峰下撞击综合征 多表现为肩部疼痛和活动受限，肩关节外展 60°～120°时疼痛最明显，疼痛通常以肩峰周围为主，多见于优势肩。其体征主要为肩关节外展受限，肩关节外旋活动度多正常（与冻结肩鉴别的重要依据），肩外展表现为"疼痛弧"，被动运动疼痛减轻或消失。

3. 肩袖损伤或撕裂 主要与肩峰下撞击综合征有关，其他病因如创伤、过度使用、不稳等。其临床表现与撞击征类似；体格检查表现为肩及上臂外侧疼痛，肩峰下、大结节处压痛，可有疼痛弧表现，撞击征阳性。

4. 肩关节周围炎（又称冻结肩、漏肩风或五十肩） 是指肩关节及其周围肌腱、韧带、腱鞘和滑膜囊等病变引起的以肩关节疼痛和功能障碍为主症的一种病症，又称粘连性肩关节周围炎。其症状为疼痛持续，夜间为甚，常因天气变化及劳累而诱发；功能障碍以外展、外旋更为突出；体征表现为肩部肌肉萎缩，三角肌为著，肩前、肩后、肩外侧均有压痛，外展功能受限明显。

5. **肱二头肌长头肌腱炎** 是由创伤、反复摩擦、过度使用等引起的长头肌腱及腱鞘的炎症。本病好发于老年人和上肢应用较多的运动员。本病痛点位于肩前肱骨结节间沟处，抗阻屈肘和前臂旋后动作时，患肩疼痛加重。

6. **肩峰下滑囊炎** 是因肩部的急慢性损伤，炎症刺激肩峰下滑膜囊，从而引起的以肩部疼痛和活动受限为主症的一种病症。其疼痛以肩关节外展和外旋时（挤压滑膜囊）明显，且疼痛一般位于肩部深处。查体时在肩关节、肩峰下、大结节等处有压痛点。患者常使肩关节处于内收内旋位。

表3 肩痛常见疾病的诊断要点

病名	疼痛部位	疼痛性质	活动受限
肩峰下撞击综合征/肩袖撕裂	肩峰周围	持续痛、夜间痛	外展受限
肩关节周围炎	肩关节广泛受累	持续痛、夜间痛	广泛受限
肱二头肌长头肌腱炎	肱二头肌肌腱附近	夜间尤甚，肩部活动后加重	早期肩关节活动尚无明显受限
肩峰下滑囊炎	肩部深处	疼痛以肩关节外展和外旋时（挤压滑囊）明显	可有

病名	疼痛部位	疼痛性质	活动受限
肩锁关节病变	肩锁关节	活动痛	内收受限
感染性关节炎	肩关节周围	红、肿、热、痛	有
风湿病	肩关节周围	可有肿痛，间断发作	可有
肿瘤	肩关节周围	疼痛持续、剧烈	有

二 治疗

（一）推拿疗法

1. **取穴**　肩髃、肩贞、肩井、肩外俞、秉风、天宗、臂臑、曲池等。

2. **操作步骤**

（1）松解肩关节周围组织　患者取端坐位，医者站于其患侧，以一手托起患肢，另一手用㨻法或按揉法在肩部周围施术，配合拨法充分松解关节周围软组织，边手法操作边予以肩关节被动活动以舒筋活血、解痉止痛。

（2）点揉肩关节周围腧穴　医者采用一指禅推法、按揉法于关节周围腧穴施术，手法宜深沉缓和，以患者感觉酸胀为度。本法可活血止痛。

（3）摇肩及被动扳法　医者站于患者患侧进行托肘摇肩，再站在患者患侧稍前方，一手握住患侧腕部，一手固定患肩，握腕的手逐渐用力使之依次前屈、后伸、外展至最大限度，施行扳法，反复操作 4 ～ 5 次。

（4）**中药涂擦治疗** 医者站于患侧，双手合抱患侧肩部，施以搓揉及擦法，以透热为度。本法可舒筋活络。

（二）拔罐疗法

1. **取穴** 肩井、肩髃、肩前、肩贞、天宗、阿是穴等。

2. **操作步骤** 每次选取 3 ～ 4 个穴位，交替使用。一般使用留罐法，即将罐吸附在体表后，使罐吸拔并留置于施术部位，留置时间为 10 分钟。隔日 1 次，5 次为一疗程。

（三）艾灸疗法

1. **取穴** 肩井、肩髃、肩前、肩贞、天宗、阿是穴等。

2. **操作步骤** 将艾灸罐打开，取出最里面的内罐，并准备一段长短合适的艾条。将艾条的一端插入内罐中心的铜柱并留下一个小孔，点燃艾条有孔的一端，将点燃的一端插在内罐中心的铜柱上，盖上艾灸罐的盖子，装上艾灸罐的手柄，手持艾灸罐在肩颈处施灸。也可以用绑带将艾灸罐缚在肩颈处施灸，这种方法需要在施灸部位覆盖毛巾等隔热，避免烫伤。

（四）刮痧疗法

1. **取穴** 肩井、肩髃、肩前、肩贞、天宗、阿是穴等。

2. **操作步骤** 患者取适当体位，暴露待刮部位。清洁施术部位，涂抹介质，用刮痧板在皮肤上刮痧以有热感为度。其中肩上部从风府刮至陶道，再沿风池、肩井、肩髃，由轻到重进行刮拭；肩外侧操作需一手握住前臂手腕，使上臂外展，另一手刮拭肩关节外侧的三角肌正中及两侧缘。

（五）临证备要

1. 引起肩痛的疾病有很多，应首先除外禁忌证。

2. 肩痛推拿过程中，切忌盲目粗暴地扳转扭动，以免引起医源性损伤。

3. 嘱患者每次肩关节训练量以不引起疼痛加重为宜，若疼痛加重，应适当减少活动量。

4. 外治法治疗肩痛疗效显著，一般 3 ～ 5 次即可痊愈；如治疗 3 次后患者症状无缓解，甚至加重，应及时请上级医师会诊或向上级医疗单位转诊。

膝痛

一 概述

膝痛是指由于膝关节病变、膝关节周围软组织（包含肌肉、肌腱、滑囊、半月板和关节囊等）病变或其他疾病等所引起的以膝关节周围疼痛、活动受限为特点的一种常见临床症状。膝痛可见于多种疾病，比较常见的有膝关节骨性关节炎、膝关节退行性改变、膝关节韧带损伤、膝关节滑膜炎、膝关节半月板损伤、肿瘤、先天畸形、免疫相关性疾病等。引起膝痛常见的病因有外伤、感染、变态反应和自身免疫病、退行性膝关节病、代谢性骨病、骨关节肿瘤等。临床上引起膝痛的病因广泛，在治疗时应首先明确诊断，严格把握该病外治法的适应证和禁忌证。

（一）禁忌证

1.膝痛包含膝内因素及膝外因素，对于膝内因素首先需除外骨折、脱位等急性损伤性疾病。

2.除外需外科手术干预的疾病，如内、外侧副韧带损伤等。

3.除外膝外因素中的感染性疾病、肿瘤、风湿免疫性疾病、血液系统疾病、代谢性骨病、肥胖等。

因此，在接诊患者时应详细询问病史，必要时完善相关检查明确诊断后再进行治疗，或者转相关科室进一步治疗。

（二）适应证

膝痛类疾病可分为三大类：第一类为膝关节韧带、半月板损伤；第二类为膝关节炎及滑膜炎；第三类为局部膝关节劳损及髋关节源性、腰椎源性疾病累及膝关节。

1. **膝关节韧带损伤**　包括内侧副韧带损伤、外侧副韧带损伤、前交叉韧带损伤、后交叉韧带损伤。因膝关节半月板有大量的神经末梢分布，在半月板破裂后，膝关节活动时会牵拉周围组织，通过机械性刺激产生疼痛。

2. **膝关节炎及滑膜炎**　膝关节炎的产生机制范围广泛，比较常见的有骨关节炎、痛风性关节炎、类风湿关节炎等。滑膜炎一般为膝关节病变后病理过程中疼痛发生的主要原因。膝关节软骨的破坏使膝关节滑膜中细胞因子、神经肽、炎症介质等增多，从而产生疼痛，但一般都是导致小关节（如指间关节等）疼痛，也会导致膝关节、踝关节、肘关节等大关节疼痛，多为对称性、持续性，但时轻时重，且疼痛的关节往往伴有压痛。此外，创伤性滑膜炎、滑膜软骨瘤病等亦可导致膝关节的疼痛。膝关节滑膜炎是膝骨性关节炎引起疼痛的主要原因。

3. **局部膝关节劳损及髋关节或腰椎源性疾病累及膝关节**　局部肌肉劳损可导致膝关节疼痛，如股四头肌肌腱劳损、髌前皮下滑囊炎、胫骨结节骨突炎等。因为肌肉起止点发生局限性撕裂，可导致局部的无菌性炎症，促使局部组织粘连、变性、缺血而引起疼痛。髋关节、腰椎等的疾病也可导致膝关节疼痛，如股神经和闭孔神经受到炎症刺激（可以来自髋关节周围的炎症等）会导致膝关节疼痛。总而言之，腰部的疾病也有可能导致膝关节疼痛。

表4　膝痛常见疾病的诊断要点

病名	临床表现	特殊检查	辅助检查
膝关节韧带、半月板损伤	疼痛、肿胀、关节弹响、关节交锁	麦氏征阳性，可有交锁；旋转挤压试验阳性、前抽屉试验阳性、Lachman试验阳性等	MRI检查可从矢状面及横切面查看半月板及韧带损伤的部位、损伤程度及是否存在撕裂
膝关节炎及滑膜炎	肿胀、疼痛、下蹲困难或上下楼梯疼痛	浮髌试验阳性	X线检查可见关节囊膨隆、肿胀阴影。关节镜一方面可明确诊断，另一方面还可对增生的滑膜进行治疗
局部膝关节劳损及髋关节或腰椎源性疾病累及膝关节	疼痛、肿胀、关节不稳定及活动受限	弓弦试验、双侧直腿抬高试验、坐位伸膝试验、俯卧位屈膝试验阳性	X线、CT、MRI、关节镜等检查可明确病变部位的损伤程度

二　治疗

（一）推拿疗法

1.取穴　梁丘、膝眼、足三里、血海、阳陵泉、阴陵泉、三阴交、委中、鹤顶等。

2. 操作步骤

（1）**放松法** 操作时在膝关节周围和大腿前部施以擦法和揉法以促进血液循环，可以点按血海、阴陵泉、三阴交等穴。侧方痛点及其上下部位施以指揉法、摩法和擦法，再沿各个韧带走行方向施以理筋手法。

（2）**揉痛点** 找到膝关节周围的压痛点，用拇指指腹在压痛点处进行点揉。压痛点多位于膝关节内外侧、髌骨上下及腘窝处，其中腘窝处可以用食、中指点揉。点揉每个痛点时注意力度，先由轻至重点揉20次，再由重至轻点揉20次。此手法可以促进痛点处的炎症吸收，松解粘连，特别适用于各种慢性膝关节疾病。

（3）**掌揉髌骨** 以掌心扣按髌骨，在保持足够压力的情况下，使髌骨产生向内向上的轻微运动，在此基础上带动髌骨做环转运动2～3分钟。按压时以髌骨下产生酸胀温热感为宜。此手法适用于膝关节。

（4）**重点穴位**

①按膝眼：膝眼穴位于膝关节下方，在髌韧带两侧的凹陷中，内侧为内膝眼，外侧为外膝眼。找到穴位后，用拇指和食指同时点按内、外膝眼穴2～3分钟，力度以患者能耐受为度。

②按鹤顶：鹤顶穴位于膝关节上部，当髌底上缘中点的凹陷处。找到穴位后，用拇指或食指点按2～3分钟，力度以患者能耐受为度。

③按阳陵泉/阴陵泉：阳陵泉穴位于髌骨外下方，腓骨小头前下方的凹陷中；阴陵泉穴位于膝关节内下方，即胫骨内侧髁后下方的凹陷中。找到穴位后，用两手拇指同时点按2～3分钟，

力度以患者能耐受为度。

④按委中：委中穴位于膝关节后方，当腘窝中点。找到穴位后，用指尖点按 2～3 分钟，力度以患者能耐受为度。

（二）拔罐疗法

1.取穴　梁丘、膝眼、足三里、血海、阳陵泉、阴陵泉、三阴交、委中、鹤顶等。

2.操作步骤

（1）火罐法　患者需保持平躺，操作者一手用操作钳夹起95% 浓度乙醇棉球，点燃棉球后迅速伸入罐体，另一手握住罐体，并将罐口朝下。双手配合迅速将燃烧的棉球在罐内摇晃 1～2 秒，然后快速将罐体扣于治疗部位，待罐体吸定于患处后松手。拔罐的时间不宜过长，需控制在 10～15 分钟。

（2）抽气罐法　操作者需要先把抽气罐扣在足三里、鹤顶等穴位上，将抽吸器置于罐顶活塞，用手指反复拉动的方式排出罐内气体，待罐体吸定后，可以轻按一下活塞以防漏气，留罐 10 分钟左右即可。

（三）艾灸疗法

1.取穴　梁丘、膝眼、足三里、血海、阳陵泉、阴陵泉、三阴交、委中、鹤顶等。

2.操作步骤　找准穴位后，用一手食指和中指固定在穴区周围，另一手持艾条，在距离皮肤 10～20cm 处进行温和灸或回旋灸。施灸时间为 10～15 分钟，以局部皮肤微微发红、热力渗透为度。

（四）刮痧疗法

1. 取穴 梁丘、膝眼、足三里、血海、阳陵泉、阴陵泉、三阴交、委中、鹤顶等。

2. 操作步骤 进行刮痧前，要找一个通气较好的房间，但患者要远离风口。准备好刮痧器具和刮痧精油，将刮痧部位用毛巾擦干净，用 75% 乙醇棉球对刮痧器具进行消毒，然后将适量刮痧精油涂抹到刮痧部位的皮肤上，并按照下述部位和方向进行刮痧操作。

（1）刮膝眼 首先用刮痧板的棱角点按膝眼穴，以这穴为中心，朝上下左右四个方向按揉（称为一点四揉），每个方向操作 10～20 次；或者由里向外弹拨，宜先点按深陷，然后向外拨出 3～5 次。本法是调理膝关节病变的重要方法，有通经活血、疏散风寒、消肿止痛的功效。

（2）刮膝关节前侧 膝关节前部主要为足阳明胃经循行部位，宜从上向下刮拭，由伏兔刮至梁丘，由犊鼻刮至足三里，每处刮 10～20 次即可。

（3）刮鹤顶 鹤顶穴位于髌骨上缘中央，以此点为中心向上、下、左、右四个方向刮痧，每个方向操作 10～20 次。本法对调理膝关节肿痛、上下楼梯膝部疼痛等膝关节病变疗效显著。

（4）刮膝关节内侧 足三阴经循行经过膝关节内侧。刮膝关节内侧主要是刮拭足太阴脾经循行区域（从血海刮至阴陵泉）、足厥阴肝经循行区域（从曲泉刮至膝关）及足少阴肾经循行区域（阴谷穴）；也可以增大刮痧板的接触面，沿着膝关节内侧弧度刮拭，建议刮 10～20 次即可。

（5）刮膝关节外侧　膝关节外侧主要为足少阳胆经循行区域，即从膝阳关刮至阳陵泉；也可以增大刮痧板的接触面，沿着膝关节外侧弧度刮拭，建议刮 10 ～ 20 次即可。

（6）刮膝关节后侧　足太阳膀胱经循行经过膝关节后侧，即从殷门经过委中刮至合阳，建议刮 10 ～ 20 次即可。腘窝处，尤其是委中穴周围，可用刮痧板拍打，即施行拍打法，可以清泄血热、疏通经络、益肾壮腰。

（五）临证备要

1.引起膝痛的疾病有很多，应首先除外禁忌证。

2.不是所有的膝痛都适合推拿疗法，一些膝关节疾病进行推拿会加重病情。具体治法要在与上级医师交流后再做确定，不要随意进行。

3.如果施行外治疗法后症状没有缓解，甚至持续加重，应尽快请上级医师会诊或向上级医疗单位转诊。

4.膝痛除治疗外，还应该注重平时的保养。膝关节的皮下脂肪较少，抵抗风寒的能力较差，因此要注意保暖。加强股四头肌的功能锻炼对保护膝关节有很大作用。

第三章
内科疾病

便秘

一　概述

便秘是指大便秘结不通，排便时间或排便间隔时间延长，或虽有便意而排便困难的一种病症。本症主要由于大肠传导功能失常，粪便在肠内停留时间过久，水分被过量吸收而使粪质干燥、坚硬所致。肠易激综合征，肠炎恢复期、直肠及肛门疾病所致之便秘，药物性便秘，内分泌、代谢性疾病所致之便秘，以及肌力减退所致之便秘等，均可参照本节辨证论治。

（一）禁忌证

1. 消化道肿瘤禁用外治法。

2. 肠道梗阻、肠结核、克罗恩病、慢性溃疡性结肠炎等疾病禁用外治法。

（二）适应证

1. **肠道实热**　大便干结，腹部胀满，按之作痛，小便短赤，面红身热或有微热，口干或口臭，心烦，舌红，苔黄或黄燥，脉滑数或滑实。

2.**肠道气滞** 大便秘结，欲便不得，嗳气频作，脘腹痞满，甚则少腹作胀、腹中胀痛，纳食减少，舌苔薄腻，脉弦。

3.**脾虚气弱** 大便干结，临厕无力努挣，挣则汗出气短，面色㿠白少华，神疲气怯，头晕，目眩，心悸，舌淡，苔薄白，脉细弱。

4.**脾肾阳虚** 大便艰涩，难以排出，面色萎黄无华，时作眩晕，心悸，甚则少腹冷痛，小便清长，畏寒肢冷，喜热恶寒，腰膝酸冷，舌质淡，苔白润，脉沉迟。

5.**阴虚肠燥** 大便干结，状如羊屎，口干少津，神疲纳差，舌红，苔少，脉细数。

表 5　便秘的临床表现

证型	临床表现	舌脉
肠道实热	大便干，腹满，小便短赤，面红身热，口干口臭，心烦	舌红，苔黄，脉滑数
肠道气滞	大便秘结，嗳气，痞满，腹胀痛，纳差	舌苔薄腻，脉弦
脾虚气弱	大便干结，无力，汗出气短，面白少华，神疲气怯	舌淡，苔薄白，脉细弱
脾肾阳虚	大便艰涩，腹冷痛，小便清长，畏寒肢冷，腰膝酸冷	舌质淡，苔白润，脉沉迟
阴虚肠燥	大便干结，手足心热，口干少津，神疲纳差	舌红，苔少，脉细数

二 治疗

（一）推拿疗法

1.腹部操作

（1）取穴 中脘、天枢、大横。

（2）主要手法 一指禅推法、摩法。

（3）操作方法 患者取仰卧位。医师用轻快的一指禅推法施于患者中脘、天枢、大横穴处，每穴操作约1分钟。然后用掌摩法按顺时针方向摩腹约8分钟。

2.背部操作

（1）取穴 肝俞、脾俞、胃俞、肾俞、大肠俞、八髎、长强。

（2）主要手法 一指禅推法、㨰法、按法、揉法。

（3）操作方法 患者取俯卧位。医师用轻快的一指禅推法或㨰法沿患者脊柱两侧从肝俞、脾俞到八髎穴往返施术，操作时间约5分钟。然后用轻柔的按揉法在肾俞、大肠俞、八髎、长强穴处施术，每穴操作约1分钟。

3.辨证加减

（1）肠道实热

①按揉足三里、丰隆、大肠俞、支沟、曲池，以酸胀为度。

②推足阳明胃经，从足三里向下推至下巨虚，操作3～5分钟。

（2）肠道气滞

①按揉胸胁部的中府、云门、膻中、章门、期门穴，以及背

部的肺俞、肝俞、膈俞穴，以酸胀为度。

②横擦胸上部，以透热为度；斜擦两胁，以微有热感为度。

（3）脾虚气弱

①横擦胸上部、左侧背部及骶部八髎穴，以透热为度。

②按揉足三里、脾俞穴各 1 分钟，可配合捏脊 3 遍。

（4）脾肾阳虚

①横擦肩背部及腰部肾俞、命门及骶部八髎穴，以透热为度。

②直擦背部督脉，以透热为度。

（5）阴虚肠燥

①按揉足三里、三阴交、太冲穴，以酸胀为度；掌按、掌揉关元穴，呼气时下按，吸气时轻轻上抬。掌按时应向下方及耻骨联合方向按压；掌揉时用力应缓慢轻揉，以透热为度。

②掌推任脉，自中脘向下推至神阙，然后医者两手掌相对搓热，用掌心熨热患者腹部。

（二）临证备要

1.引起便秘的疾病有很多，应首先除外禁忌证。

2.推拿治疗习惯性便秘疗效显著。需嘱患者保持心情舒畅，养成良好的饮食习惯和定时排便的习惯，多食含富纤维素的蔬菜和水果，多喝水，忌食烈酒及辛辣刺激性食物；适当的户外运动有利于排便。

3.嘱患者可每日自行按顺时针方向摩腹 2 次，每次 5 分钟。

泄泻

一 概述

泄泻是指排便次数增多，粪质稀薄，甚至泻出如水样的病症。古有"濡泻""洞泻""飧泄""下利""泄泻"等称法，亦有根据病因病机而称为"暑泻""大肠泻"等。泄与泻在病情上有一定区别，粪出少而势缓，若漏泄之状者为泄；粪大出而势直无阻，若倾泻之状者为泻。然近代多泄、泻并称，统称为泄泻。

本病是一种常见的脾胃肠病证，一年四季均可发生，尤以夏秋两季多见。

泄泻可见于西医学中的多种疾病，如急慢性肠炎、肠结核、肠易激综合征、吸收不良综合征等。上述疾病出现泄泻的表现时，均可参考本节辨证论治。需注意的是本病与西医腹泻的含义不完全相同。

（一）禁忌证

1.急性传染病患者、急性疾病病情危重者及血液病有出血倾向者。

2.治疗部位有严重皮肤病的患者。

3.年老体弱者、恶性肿瘤患者、有脏器损害者。

4.妊娠期、月经期妇女。

5.饭后半小时以内、空腹或酗酒者。

（二）适应证

适用于感受外邪或饮食所伤导致的急、慢性腹泻。其中急性腹泻包括湿邪侵袭、伤食等证；慢性腹泻包括脾胃虚弱、肾阳虚衰、肝气乘脾等证，临床上应根据泄泻的不同证型辨证施治。

表6 泄泻的临床表现

证型	临床表现
湿邪侵袭	发病急骤，大便稀薄或夹黏液，每日数次或十余次，腹痛肠鸣，肢体酸痛，苔白腻或黄腻，脉濡或滑数
伤食	有暴饮暴食或不洁饮食史。发病突然，脘腹胀痛，泻下粪便臭如败卵，泻后痛减，嗳腐吞酸，舌苔垢厚，脉滑数
脾胃虚弱	大便时溏时泻，完谷不化，反复发作，稍食油腻则大便次数增多，食欲不振，舌淡苔白，脉缓弱
肾阳虚衰	脐周作痛，肠鸣即泻，泻后痛减，以黎明前泻为特点，腹部畏寒，腰酸肢冷，舌淡苔白，脉沉细
肝气乘脾	泄泻每因精神因素、情绪波动而诱发。平时可有腹痛肠鸣，胸胁痞闷，嗳气食少，苔薄，脉弦细

二 治疗

（一）推拿疗法

1. 腹部操作

（1）取穴 中脘、天枢、气海、关元等穴。

（2）主要手法 一指禅推法、摩法。

（3）操作步骤 患者取仰卧位。医师用沉着缓慢的一指禅推法由中脘开始缓慢下移至气海、关元，往返操作 5～6 遍。然后用掌摩法逆时针摩腹，操作约 8 分钟。

2. 背部操作

（1）取穴 脾俞、胃俞、肾俞、大肠俞、长强等穴。

（2）主要手法 㨰法、按揉法、擦法。

（3）操作步骤 患者取俯卧位。医师用㨰法沿脊柱两侧膀胱经从脾俞㨰至大肠俞，操作约 1 分钟。按揉脾俞、胃俞、大肠俞、长强穴，每穴按揉 1～2 分钟。最后在左侧背部施行擦法，以透热为度。

3. 辨证加减

（1）湿邪侵袭

①患者取仰卧位，在基本治法基础上，按揉阴陵泉、丰隆、三阴交、水道、归来穴，以酸胀为度。

②患者取坐位，在基本治法基础上，点按风池穴，以酸胀为度。

（2）伤食 患者取仰卧位，在基本治法基础上，按揉内关、上巨虚、冲阳、大巨、外陵穴，以酸胀为度。

（3）**脾胃虚弱**　患者取仰卧位，在基本治法基础上，按揉上巨虚、三阴交、太溪、建里穴，以酸胀为度。

（4）**肾阳虚衰**

①患者取仰卧位，在基本治法基础上，按揉太溪、涌泉穴，以酸胀为度。

②患者取俯卧位，在基本治法基础上，按揉命门、肾俞穴，以酸胀为度。

③患者取坐位，在基本治法基础上，点按百会穴，以酸胀为度。

（5）**肝气乘脾**

①患者取仰卧位，在基本治法基础上，按揉太冲、行间穴，以酸胀为度。

②患者取俯卧位，在基本治法基础上，按揉期门、肝俞穴，以酸胀为度。

（二）拔罐疗法

1. 取穴　神阙、关元、中脘等穴。

2. 操作步骤

（1）准备竹筒、毛巾、铝锅、镊子等。

（2）准备健脾祛湿止泻中药方。

（3）中药加水煎煮，沸腾后放入竹筒煮1～3分钟。切勿超过5分。

（4）患者取舒适体位，不可随意移动，因竹筒吸附力小易滑落。

（5）用镊子夹出竹筒，口朝下甩干水，再用毛巾包住竹筒将水吸干，然后迅速扣于治疗部位，留罐 15 ～ 20 分。

（三）艾灸疗法

1. 取穴 神阙、关元、中脘等穴。

2. 操作步骤

（1）清洁皮肤 使用消毒剂清洁皮肤，保证皮肤干燥，以免皮肤表面过于潮湿，影响艾灸的熏灼。

（2）施灸 将艾绒点燃，靠近穴位并持续对穴位加热，根据患者的实际情况调整艾灸时间。

（3）消毒 艾灸结束后，将所使用的工具全部消毒，以免交叉感染。

（四）刮痧疗法

1. 取穴 足三里、上巨虚等穴。

2. 操作步骤

（1）准备 刮痧板、刮痧介质等。

（2）清洁皮肤 使用消毒剂或热毛巾清洁皮肤。

（3）刮痧 先将刮痧介质涂至刮痧部位，一手握刮痧板，使刮痧板与皮肤之间成 45°角，由上到下、由内到外单方向刮拭，一般刮至皮肤出现潮红、紫红色为宜。

（4）消毒 刮痧结束后，将所使用的工具全部消毒，以免交叉感染。

（五）临证备要

1. 泄泻一症，皆因外感六淫、内伤七情，致使脾胃损伤，运化功能失常引起，一年四季均可发生，但以夏、秋季节多见。

2.急性泄泻患者应建议其到肠道隔离门诊治疗，并先进行大便常规检查，在排除肠道传染病的情况下方能做推拿治疗。因此，推拿治疗的患者，大部分为慢性泄泻。

3.应用手法治疗泄泻疗效显著，病程较短的患者，治疗3～5次即可取得明显的效果，一般1个疗程可基本治愈；病程较长的患者见效稍慢，要取得明显效果需2～3个疗程；病情严重者，应配合中药及其他综合疗法。

4.推拿治疗的同时，应嘱患者注意饮食，避免食用生冷、油腻之物。对于胃肠神经官能症患者，尤需注意掌握其心理状况，因势利导。

腹痛

一 概述

腹痛是指胃脘以下、耻骨毛际以上部位发生的疼痛。肠易激综合征、消化不良、胃肠痉挛、不完全性肠梗阻、肠粘连、肠系膜和腹膜病变、腹型过敏性紫癜、泌尿系结石、急慢性胰腺炎、肠道寄生虫病等以腹痛为主要表现者，均可参照本节辨证论治。

（一）禁忌证

1. 施术部位皮肤有烧伤、烫伤，或有皮肤破损的患者。
2. 胃、十二指肠等的急性穿孔的患者。
3. 月经期、妊娠期妇女的腹部、腰骶部。
4. 患有某种精神类疾病，不能与医师合作的患者。
5. 大醉、过饱、过饥或过度劳累的患者。

（二）适应证

适用于感受外邪或内邪所伤导致的急、慢性腹痛。其中急性腹泻包括寒邪内阻、饮食积滞、肝郁气滞等证；慢性腹泻包括中虚脏寒等证，临床上应根据泄泻的不同证型辨证施治。

表7　腹痛的临床表现

证型	临床表现
寒邪内阻	腹痛拘急，痛势急暴，遇寒痛甚，得温痛减，口淡不渴，形寒肢冷，小便清长，大便清稀或秘结，舌质淡，苔白腻，脉沉紧
饮食积滞	脘腹胀满，疼痛拒按，嗳腐吞酸，厌食呕恶，痛而欲泻，泻后痛减，或大便秘结，舌苔厚腻，脉滑
肝郁气滞	腹痛胀闷，痛无定处，痛引少腹，或痛窜两胁，时作时止，得嗳气或矢气则舒，遇忧思恼怒则剧，善太息，舌质红，苔薄白，脉弦
中虚脏寒	腹痛绵绵，时作时止，喜暖喜按，畏寒怯冷，神疲乏力，气短懒言，纳食不佳，面色萎黄，大便溏薄，舌质淡，苔白，脉弱或沉缓

二　治疗

（二）推拿疗法

1.**基本治法**　先用轻快的一指禅推法、摩法在胃脘部治疗，使热量渗透于胃腑，然后按揉中脘、气海、天枢等穴，同时配合按揉足三里穴。

2.**辨证加减**

（1）寒邪内阻

①治则：温胃散寒，行气止痛。

②处方：按揉中脘、气海、天枢、足三里、膈俞、肝俞、脾俞、胃俞、三焦俞、膀胱俞等穴，顺时针摩腹。

③方义：按揉膈俞、脾俞、胃俞、三焦俞、膀胱俞穴可以调整气机，平衡阴阳。

（2）饮食积滞

①治则：消食导滞，和胃止痛。

②处方：按揉中脘、内关、气海、天枢、足三里等穴，顺时针摩腹。

③方义：按揉内关穴可以和胃止痛。

（3）肝郁气滞

①治则：疏肝解郁，理气止痛。

②处方：按揉中脘、膻中、章门、期门、气海、天枢、足三里等穴，顺时针摩腹。

③方义：按揉膻中、章门、期门穴可以理气止痛。

（4）中虚脏寒

①治则：温中健脾，和胃止痛。

②处方：按揉中脘、关元、肾俞、命门、气海、天枢、足三里等穴，顺时针摩腹。

③方义：按揉关元、肾俞、命门穴可以温阳通络。

（二）拔罐疗法

1.取穴　脾俞、胃俞、中脘等穴。

2.操作步骤　用止血钳或镊子等夹住 95% 乙醇棉球，一手握罐体，罐口朝下，将棉球点燃后立即伸入罐内摇晃数圈随即退出，迅速将罐扣于应拔部位，此时罐内已形成负压故可吸住。

（三）艾灸疗法

1. **取穴**　足三里、中脘、天枢、三阴交、太冲等穴。

2. **操作步骤**

（1）清洁皮肤　使用消毒剂清洁皮肤，保证皮肤干燥，以免皮肤表面过于潮湿，影响艾灸的熏灼。

（2）施灸　将艾绒点燃，靠近穴位并持续对穴位加热，根据患者的实际情况调整艾灸时间。

（3）消毒　艾灸结束后，将所使用的工具全部消毒，以免交叉感染。

（四）刮痧疗法

1. **取穴**　背部脊柱两侧的夹脊穴。

2. **操作步骤**　在施术部位涂上刮痧油后，操作者手持刮痧板，在施术部位上用一定的力度刮拭，直至皮肤出现痧点为止。每次刮拭应保持速度均匀、力度平稳，不要忽轻忽重。

（五）临证备要

1. 嘱患者养成规律的生活与饮食习惯，切忌暴饮暴食、饥饱不均。

2. 腹痛持续不愈者，应在一定时期内进流质或半流质饮食，少食多餐。嘱患者摄入清淡易消化的食物，忌食烈酒及辛辣刺激性食物。

3. 避免情志刺激或过度疲劳。嘱患者要保持心情舒畅。

脑卒中恢复期

一 概述

脑卒中是指由于各种原因造成的急性脑血管循环障碍，导致大脑半球或脑干局灶性神经功能缺损的一组临床综合征。脑卒中一般可以分为急性期、恢复期和后遗症期。一般界定发病后1～12个月内为恢复期。脑卒中起病急，病情进展迅速，可导致肢体瘫痪、语言障碍、吞咽困难、认知障碍、精神抑郁等。因此，临床上在治疗脑卒中患者时，应首先明确该病外治的适应证和禁忌证，掌握手法治疗的操作要点。

（一）禁忌证

1.骨折、脱位、肿瘤等严重疾病禁用外治法。

2.癫痫、脑膜炎、硬膜下血肿、脑脓肿、低钾血症、重症肌无力等疾病禁用外治法。

（二）适应证

适用于中经络、中脏腑等证，应根据脑卒中恢复期的不同证型辨证施治。

表 8　脑卒中恢复期的临床表现

证型		临床表现
中经络	风痰入络	肌肤不仁，手足麻木，突然发生口眼㖞斜，口角流涎，舌强语謇，甚则半身不遂，或兼见手足拘挛、关节酸痛等症，舌苔薄白，脉浮数
	风阳上扰	平素头晕头痛，耳鸣目眩，突然发生口眼㖞斜，舌强语謇，或手足重滞，甚则半身不遂，舌质红，苔黄，脉弦
	阴虚风动	平素头晕耳鸣，腰酸，突然发生口眼㖞斜，言语不利，手足拘挛或蠕动，甚或半身不遂，舌质红，苔腻，脉弦细数
中脏腑	闭证	半身不遂伴神昏，舌强语謇或不语，面赤，呼吸急促，喉中痰鸣，牙关紧闭，口噤不开，肢体强直，两手握固，二便不通，苔黄腻，脉洪大而数
	脱证	神昏，半身不遂，舌强语謇或不语，面色苍白，瞳孔散大，气息衰微，手撒口开，汗出淋漓，肢冷，二便失禁，苔滑腻，脉细弱或脉微欲绝

二　治疗

（一）推拿疗法

1.中经络　表现为一侧肢体力弱，偏身麻木，半身不遂，舌强语謇，口眼㖞斜，无意识障碍。

（1）基本治法

1）手法：㨰法、按法、揉法、擦法、搓法、拿法、捻法、摇法、一指禅推法、抹法、扫散法。

　　2）操作步骤

　　①患者取俯卧位，医者站在患者身侧，用㨰法沿两侧膀胱经循行路线向下经臀部、大腿后侧至小腿后部治疗时间约 3 分钟；用按揉法在背部两侧膀胱经自上而下治疗 2～3 次；用指按揉法在天宗、膈俞、肝俞、胆俞、肾俞、承扶、委中、承山、昆仑穴治疗，时间约 5 分钟；用擦法在背部督脉、膀胱经治疗，以透热为度。

　　②患者取健侧卧位，医者站其身后，用㨰法自患侧臀部开始沿足少阳胆经部位治疗，时间约 2 分钟；用指按揉法在环跳、风市、膝眼、阳陵泉穴治疗，时间约 3 分钟。

　　③患者取坐位，医者站在患者身侧，用一指禅推法在印堂穴至前发际、印堂至太阳穴各治疗 3～5 次；用指揉法在印堂、攒竹、睛明、太阳、神庭穴治疗，时间约 2 分钟；用抹法在前额部治疗 3～5 次；用五指拿法自前额发际处至风池穴治疗，反复3～5 次；配合扫散法在颞部治疗，时间约 1 分钟；用按揉法在两侧颈项部、风府穴治疗，再用拿法在风池、肩井穴治疗，时间约 5 分钟。

　　④继上势，用拿法在患侧肩部、前臂内侧至腕部进行治疗，重点拿极泉、曲池、合谷穴，时间约 3 分钟；用指按揉法在尺泽、曲池、手三里、合谷穴治疗，时间约 3 分钟；配合肩、肘、腕部摇法操作 2～3 次；再用搓法自肩部至腕部操作 2～3 次。

　　⑤患者取仰卧位，医者站在患者身侧，用㨰法沿患侧下肢足阳明胃经治疗，直至足背部；用拿法在患侧下肢治疗，时间约 3 分钟；用按揉法在髀关、伏兔、膝眼、足三里、三阴交、解溪穴

治疗，时间约 3 分钟。

（2）辨证加减

1）风痰入络：肌肤不仁，手足麻木，突然发生口眼㖞斜，口角流涎，舌强语謇，甚则半身不遂，或兼见手足拘挛、关节酸痛等症，舌苔薄白，脉浮数。

①治法：化痰息风。

②手法：同基本治法。

③取穴与部位：在基本治法基础上，加取天突、丰隆、合谷、曲池。

④操作：患者取仰卧位，医者站于患者身侧，用按揉法在天突、丰隆、合谷、曲池穴治疗，时间约 5 分钟。

2）风阳上扰：平素头晕头痛，耳鸣目眩，突然发生口眼㖞斜，舌强语謇，或手足重滞，甚则半身不遂，舌质红，苔黄，脉弦。

①治法：镇肝潜阳。

②手法：同基本治法。

③取穴与部位：在基本治法基础上，加取太冲、行间、太溪、三阴交、桥弓、涌泉。

④操作：a.患者取仰卧位，医者站于患者身侧，用按揉法在太冲、行间、太溪、三阴交穴治疗，时间约 3 分钟；配合用推法在桥弓穴治疗，每侧 20 次。b.患者取俯卧位，医者站于患者足端，用擦法在涌泉穴治疗，以透热为度。

3）阴虚风动：平素头晕耳鸣，腰酸，突然发生口眼㖞斜，言语不利，手足拘挛或蠕动，甚或半身不遂，舌质红，苔腻，脉弦细数。

①治法：滋阴潜阳。

②手法：同基本治法。

③取穴与部位：在基本治法的基础上，加取太溪、风池、三阴交。

④操作：患者取仰卧位，医者站于患者身侧，用按揉法在太溪、风池、三阴交穴治疗，时间约 5 分钟。

2. 中脏腑　临床表现为半身不遂，伴神志恍惚或昏蒙、嗜睡、昏睡，甚则昏迷，可分为闭证和脱证。

（1）闭证：半身不遂伴神昏，舌强语謇或不语，面赤，呼吸急促，喉中痰鸣，牙关紧闭，口噤不开，肢体强直，两手握固，二便不通，苔黄腻，脉洪大而数。

（2）脱证：神昏，半身不遂，舌强语謇或不语，面色苍白，瞳孔散大，气息衰微，手撒口开，汗出淋漓，肢冷，二便失禁，苔滑腻，脉细弱或脉微欲绝。

中脏腑应先积极进行综合抢救治疗，待病情平稳后，可参照中经络方法治疗。

（二）拔罐疗法

1. 取穴　合谷、内关、曲池、手三里、关元、气海、足三里、丰隆、阳陵泉、阴陵泉等穴。

2. 操作步骤

（1）准备竹筒、毛巾、铝锅、镊子等。

（2）准备祛风除湿、活血化瘀、消肿止痛方。

（3）中药加水煎煮，沸腾后放入竹筒煮 1～3 分钟，切勿超过 5 分。

（4）患者取舒适体位，不可随移动，因竹筒吸附力小易滑落。

（5）用镊子夹出竹筒，口朝下甩干水，再用毛巾包住将水吸干，然后迅速扣于治疗部位，留罐 15 ～ 20 分。

（三）艾灸疗法

1.取穴 地仓、合谷、承浆、中脘、气海、足三里、委中、照海等穴。

2.操作步骤

（1）清洁皮肤 使用消毒剂清洁皮肤，保证皮肤干燥，以免皮肤表面过于潮湿，影响艾灸的熏灼。

（2）施灸 将艾绒点燃，靠近穴位并持续对穴位加热，根据患者的实际情况调整艾灸时间。

（3）消毒： 艾灸结束后，将所使用的工具全部消毒，以免交叉感染。

（四）刮痧疗法

1.取穴

（1）上肢 肩髃、肩髎、臂臑、手五里、曲池、手三里、内关等穴。

（2）下肢 风市、伏兔、梁丘、阳陵泉、足三里、丰隆、悬骨等穴。

2.操作步骤

（1）准备 刮痧板、刮痧介质等。

（2）清洁皮肤 使用消毒剂或热毛巾清洁皮肤。

（3）刮痧　先将刮痧介质涂至刮痧部位，一手握刮痧板，使刮痧板与皮肤之间成45°角，由上到下、由内到外单方向刮拭，一般刮至皮肤出现潮红、紫红色为宜。

（4）消毒　刮痧结束后，将所使用的工具全部消毒，以免交叉感染。

（五）临证备要

1. 脑卒中急性期，应采取综合治疗措施，待病情稳定后（一般2周左右）再进行推拿治疗。

2. 嘱患者清淡饮食，规律作息，调畅情志，积极配合治疗。

3. 长期卧床患者，应经常帮其擦洗、翻身，防止褥疮、炎症的发生。

4. 病情好转后，嘱患者适当进行功能锻炼，以促进患肢功能的恢复，但不可过度疲劳。

失眠

一 概述

失眠即不寐，亦称不得眠、目不瞑、不得卧，是以经常不能获得正常睡眠为特征的一类病症，主要表现为睡眠时间、深度的不足。轻者难以入寐，或睡中易醒，醒后不能再寐；重者彻夜不能入寐。本病可单独出现，也可与头痛、健忘、眩晕、心悸等症同时出现。本病手法治疗以下午为宜，尤以睡觉前几小时疗效更优，但注意手法应轻柔，对重度的不寐患者应配合药物治疗。因此，临床上应详细询问患者病史，对失眠的状况进行初步评估，对患者进行体格检查并对可疑的状况进行必要的化验和辅助检查，必要时可以进行专项检查，最后做出诊断。

（一）禁忌证

1. 年老体弱、生命体征不平稳者。

2. 有精神类疾病不能配合治疗者。

3. 有重大脏器疾病者。

4. 头部有严重皮肤病、烧烫伤或皮肤破溃、骨折的患者。

5.某些急性传染病及有严重出血的患者。

（二）适应证

适用于治疗下述各种证型的失眠。

表9　失眠的临床表现

证型	临床表现
心脾两虚	入睡困难，多梦易醒，或兼神疲乏力，心悸健忘，头晕目眩，纳呆，面色少华，腹胀便溏，舌淡，苔薄白，脉细弱
心肾不交	心烦失眠，入睡困难，五心烦热，头晕耳鸣，口干津少，或口舌生疮，常伴有心悸、健忘、梦遗等症，舌质红，少苔，脉细数
肝火扰心	不寐多梦，甚则彻夜不眠，急躁易怒，伴头晕头胀，目赤耳鸣，口干口苦，大便秘结，小便短赤，舌质红，苔黄，脉弦数
痰热内扰	心烦不寐，头晕目眩，胸闷恶心，口苦，舌红，苔黄腻，脉滑数
胃气不和	失眠，脘腹胀满或胀痛，过饥或过饱，口臭吞酸，时有恶心呕吐，大便异臭或便秘，舌淡，苔黄糙，脉弦滑或滑数

二　治疗

（一）推拿疗法

1.基本治法

（1）头面及颈肩部操作

①取穴及部位：印堂、神庭、太阳、睛明、攒竹、鱼腰、角孙、百会、风池、肩井。

②手法：一指禅推法、抹法、按揉法、扫散法、拿法。

③操作步骤：患者取坐位，医者用一指禅推法从印堂穴向上推至神庭穴，往返 5～6 次；再从印堂穴向两侧沿眉弓推至太阳穴，往返 5～6 次；然后从印堂穴开始沿眼眶周围治疗，往返 3～4 次。按上述治疗部位用双手抹法治疗 5～6 次。用手指按揉印堂、攒竹、睛明、鱼腰、太阳、神庭、角孙、百会穴，每穴 1～2 分钟。用扫散法在头两侧胆经循行部位治疗，每侧 20～30 次。拿五经、风池、肩井穴，每穴操作 2～3 分钟。

（2）腹部操作

①取穴及部位：中脘、气海、关元。

②手法：摩法、按揉法。

③操作步骤：患者取仰卧位，医者用掌摩法先按顺时针方向摩腹，再按逆时针方向摩腹，时间约 3 分钟。用手指按揉中脘、气海、关元穴，每穴 1～2 分钟。

（3）腰背部操作

①取穴及部位：心俞、肝俞、脾俞、胃俞、肾俞、命门。

②手法：拨法、掌推法。

③操作步骤：患者取俯卧位，医者用拨法在患者背部、腰部施术，重点在心俞、肝俞、脾俞、胃俞、肾俞、命门等部位，时间约 5 分钟。用掌推法从背部沿脊柱自上而下推至腰骶部，反复操作 3～4 次。

2. 辨证加减

（1）心脾两虚

①治法：健脾养血，益气安神。

②手法：在基本治法基础上，加搓法、擦法。

③取穴与部位：在基本治法基础上，加心俞、肝俞、脾俞、胃俞、足三里及腰背部。

④操作步骤：a.患者取俯卧位，医者站于患者身侧，先以㨰法施术于背部胸椎两侧膀胱经第一侧线，时间3分钟；再用拇指按揉背部心俞、肝俞、脾俞、胃俞穴，每穴1分钟。b.继上势，医者沿背部膀胱经第一侧线和督脉施以直擦法，再横擦心俞、脾俞穴，以透热为度。c.患者取仰卧位，医者站于患者身侧，用拇指按揉双侧足三里穴，以酸胀为度。

（2）心肾不交

①治法：滋阴降火，交通心肾。

②手法：在基本治法基础上，加擦法。

③取穴与部位：在基本治法基础上，加心俞、肝俞、肾俞、命门、桥弓、涌泉及腰背部。

④操作步骤：a.患者取坐位，医者站于患者身侧，自上向下推抹桥弓，先推一侧，再推另一侧，每侧20次。b.患者取俯卧位，医者站于患者身侧，用拇指按揉背部心俞、肝俞、肾俞穴，每穴1分钟。c.继上势，用掌擦法横擦背部肾俞、命门穴、以透热为度；再擦足底涌泉穴1分钟。

（3）肝火扰心

①治法：疏肝泻火，镇心安神。

②手法：在基本治法基础上，加搓法。

③取穴与部位：在基本治法基础上，加章门、期门、心俞、肝俞、肾俞、桥弓、行间、太冲及胁肋部。

④操作步骤：a.患者取坐位，医者站于患者身侧，自上向下推抹桥弓，先推一侧，再推另一侧，每侧20次。b.患者取俯卧

位，医者站于患者身侧，用拇指点按揉法，在章门、期门、心俞、肝俞、肾俞、行间、太冲穴施治，每穴 1 分钟。c.患者取坐位，医者站于患者身侧，用两手掌在其胁部行上下往返的搓摩，时间 1 分钟。

（4）痰热内扰

①治法：健脾化痰，宁心安神。

②手法：同基本治法。

③取穴与部位：在基本治法基础上，加心俞、肝俞、脾俞、胃俞、足三里、丰隆。

④操作步骤：a.患者取俯卧位，医者站于患者身侧，用拇指按揉背部心俞、肝俞、脾俞、胃俞穴，每穴 1 分钟。b.患者取仰卧位，医者站于患者身侧，用拇指按揉双侧足三里、丰隆穴，每穴 1 分钟。

（5）胃气不和

①治法：和胃化滞，镇静安神。

②手法：在基本治法基础上，加擦法。

③取穴：在基本治法基础上，加中脘、下脘、天枢、脾俞、胃俞、足三里、内关。

④操作步骤：a.患者取仰卧位，医者站于患者身侧，取中脘、下脘、天枢等穴，施一指禅推法或按揉法，时间 3 分钟。b.继上势，医者在其胃脘部用指摩法或掌摩法做顺时针方向抚摩，时间 3 分钟。c.继上势，按揉内关、足三里穴，时间 2 分钟。d.患者取俯卧位，医者站于患者身侧，在两侧膀胱经脾俞、胃俞部位行横擦法，以透热为度。

（二）针灸疗法

1. 取穴　四神聪、安眠、神门、三阴交、太溪、照海、申脉等穴。

2. 操作步骤　患者取仰卧位，暴露针灸部位，医者站于患者身侧，用乙醇棉球擦拭针灸部位进行消毒，然后进针，进针时询问患者针刺部位是否有酸、麻、胀、痛的感觉，如有即为得气，一般留针 20 ～ 30 分钟。

（三）临证备要

1. 功能性病变导致的失眠用本法治疗效果较好；器质性病变引起的失眠应加强病因治疗。

2. 推拿过程中，手法应轻柔，以免引起医源性损伤。

3. 嘱患者睡前不要吸烟、饮酒、喝茶或咖啡、可乐等刺激性饮料；避免看有刺激性的书、电视和电影；每日用温水洗脚；平时生活起居要有规律，早睡早起；嘱患者消除烦恼，解除思想顾虑，避免情绪波动，保持乐观心态。

4. 嘱患者入睡前应稳定情绪，放松肌肉，调整室内环境，控制噪音（一般不宜超过 60 分贝），食用有助于睡眠的食物（主要为高蛋白、含钙的食品）等。

第四章

儿科疾病

小儿发热

一　概述

小儿发热是指体温异常升高超过正常范围高限，即人体口腔温度＞37.5℃，或肛门温度＞38℃，或一天中体温波动超过1.0℃。小儿的正常体温为直肠温度≤37.5℃、口腔温度≤37.2℃、腋下温度≤37.0℃。

以直肠温度为标准，可将小儿发热分为低热（37.5～38.5℃）、中等度发热（38.6～39.5℃）、高热（39.6～40.5℃）、超高热（＞40.5℃）。按发热类型可分为稽留热（39～40℃，每日温差≤1℃）、弛张热（38～40℃，每日温差≥2℃）、间歇热（高热期与无热期反复出现）和不规则热。发热时间超过2周为长期发热。

（一）禁忌证

1.各种传染性疾病患者。

2.结核性和感染性疾病患者。

3.施术部位皮肤有烧伤、烫伤或有皮肤破损的皮肤病患者。

4.各种恶性肿瘤患者，特别是与施术面重合或有部位交叉的肿瘤患者。

5.胃、十二指肠等急性穿孔患者。

6.骨折及有较严重骨质疏松症的患者。

7.有严重的心、脑、肺部疾病的患者。

8.有出血倾向的血液病患者。

9.过饱、过饥、过度劳累的患者。

（二）适应证

1.**外感发热**　偏于风寒者可见发热，恶风寒，头痛，无汗，鼻塞，流涕，舌质淡红，苔薄白，脉浮紧，指纹鲜红；偏于风热者可见发热，微汗出，口干，流黄涕，苔薄黄，脉浮数，指纹红紫。

2.**阴虚内热**　午后发热，手足心热，形瘦神疲，盗汗，食纳减少，舌红苔剥，脉细数无力，指纹淡紫。

3.**肺胃实热**　高热，面红，气促，不思饮食，便秘烦躁，渴而引饮，舌红苔燥，脉数有力，指纹深紫。

4.**气虚发热**　劳累后发热，低热，语声低微，懒言乏力，动则自汗，食欲不振，形体消瘦，舌质淡，苔薄白，脉虚弱或沉细无力，指纹色淡。

表 10 小儿发热的诊断要点

证型	临床表现	舌脉
外感发热	寒重：恶寒，鼻塞，流清涕； 热重：发热，微汗出，流黄涕	寒重：舌淡红，苔薄白，指纹鲜红； 热重：苔薄黄，指纹红紫
阴虚内热	手心热，足心热，疲乏，盗汗	舌红苔少，指纹淡紫
肺胃实热	面红，气促，纳少，便秘	舌红，苔燥，指纹深紫
气虚发热	低热，懒动，纳差，消瘦	舌淡，苔薄白，指纹色淡

二 治疗

（一）推拿疗法

1.**基础方** 推肺经、清天河水、退六腑各 300 次。本方具有宣肺清热之效。

2.**辨证加减**

（1）外感发热

①治则：清热解表，发散外邪。

②处方：清肺经 300 次，开天门、推坎宫、揉太阳各 30 次。风寒者，加推三关 200 次，掐揉二扇门 30 次，掐风池 5 次；风热者，加推脊 100 次。

③方义：推肺经，配合开天门、推坎宫、揉太阳，疏风解表，发散外邪；风寒者，加推三关、掐揉二扇门、掐风池，发汗解表，祛风散寒；风热者，加推脊，清热解表。

④加减：若兼咳嗽，痰鸣气急者，加推揉膻中、揉肺俞、揉

丰隆、运内八卦；兼见脘腹胀满、不思乳食、吞酸呕吐者，加揉中脘、推揉板门、分推腹阴阳、推天柱骨；兼见烦躁不安、睡卧不宁、惊惕不安者，加清肝经、掐揉小天心、掐揉五指节。

（2）阴虚内热

①治则：滋阴清热。

②处方：补肺经、补脾经、揉上马、推涌泉各 300 次，按揉足三里、运内劳宫各 200 次。

③方义：补肺经，配合揉上马，滋肾养肺，滋补阴液；配运内劳宫，清虚热；补脾经、按揉足三里，健脾和胃，增进饮食；推涌泉，引热下行，以退虚热。

④加减：烦躁不眠，加清肝经、清心经、按揉百会；自汗盗汗，加揉肾顶、补肾经。

（3）肺胃实热

①治则：清泄实热，理气消食。

②处方：清肺经、清胃经、清大肠各 300 次，揉板门 50 次，运内八卦 100 次，揉天枢 100 次。

③方义：清肺经，配合清胃经，以清肺、胃两经实热；配清大肠、揉天枢，疏通肠腑结滞，以通便泻火；配揉板门、运内八卦，理气消食。

（4）气虚发热

①治则：健脾益气，佐以清热。

②处方：补肺经、补脾经、运内八卦、摩腹、分推腹阴阳、揉足三里、揉脾俞、揉肺俞各 200 次。

③方义：补肺经，配合补脾经、运内八卦、摩腹、分推腹阴阳、揉足三里、揉脾俞、揉肺俞，以健脾益气。

④加减：若腹胀、纳呆者，加运板门、分推腹阴阳、摩中脘；若大便稀溏，夹有不消化食物残渣，加逆时针摩腹、推上七节骨、补大肠、板门推向横纹；若恶心呕吐，加推天柱骨、推中脘、横纹推向板门、揉右端正。

（二）拔罐疗法

1. 取穴　大椎等穴。

2. 操作步骤　用止血钳或镊子等夹住 95% 的乙醇棉球，一手握罐体，罐口朝下，将棉球点燃后立即伸入罐内摇晃数圈随即退出，然后迅速将罐扣于应拔部位，此时罐内已成负压即可吸住。

（四）刮痧疗法

1. 取穴　背部脊柱两侧膀胱经、曲池穴等。

2. 操作步骤　在施术部位涂上刮痧油后，术者手持刮痧板，在施术部位按一定的力度刮拭，直至皮肤出现痧痕为止。每次刮拭应保持速度均匀、力度平稳，不要忽轻忽重。

（五）临证备要

1. 4 岁以下儿童，因其神经系统尚未发育完善，故当体温超过 40℃时，易出现双目上视、斜视或凝视，四肢强直抽搐，面部肌肉不时抽动，伴神志不清、大小便失禁等高热惊厥症状。

2. 小儿发生高热惊厥时，一般不会自行咬伤舌头，不用向其口中填塞任何物品。

3. 对于惊厥清醒后的患儿，可给予足量的糖盐水，以补充因高热出汗丢失的水分。

4.若患儿不断抽搐，则应立即采取措施，以免抽搐时间过长发生意外或使大脑受到不可逆的损伤。

5.需时时注意保持患儿呼吸道通畅，让头部侧仰，以防呕吐物呛入气管。

小儿腹泻

一 概述

小儿腹泻是以大便次数增多，粪质稀薄或如水样为特征的一种儿科常见病。本病一年四季均可发生，尤以夏、秋两季发病为多。本病的发病年龄以婴幼儿为主，其中以 6 个月～2 岁的小儿发病率较高。本病轻者如治疗得当，预后良好；重者下泻过度，易见气阴两伤，甚至阴竭阳脱之证；久泻迁延不愈者，可影响小儿的营养和发育。重症患儿还可以产生脱水、酸中毒等一系列症状，甚至危及生命，临诊务必注意。本病相当于西医学的急、慢性肠炎及胃肠功能紊乱等疾病。

（一）禁忌证

严重泄泻者，如腹泻一日十余次者，应积极治疗原发病，以免发生厥脱危证。

（二）适应证

1.寒湿泻　泻下清稀，甚至如水样，色淡不臭，腹痛肠鸣，脘闷食少；或兼有恶寒发热，鼻塞头痛，小便清长。苔薄白或白腻，脉濡缓，指纹色红。

2. **湿热泻** 大便水样，或如蛋花汤样，气味秽臭，或见少许黏液，泻下急迫，势如水注；或泻而不爽，腹痛时作，食欲不振；或伴呕恶，神疲乏力；或伴发热烦躁，口渴，小便短赤。舌质红，苔黄腻，脉滑数，指纹紫。

3. **伤食泻** 腹痛肠鸣，泻后痛减，大便稀溏，夹有乳凝块或食物残渣，气味酸臭，或臭如败卵，脘腹痞满，嗳气酸馊；或有呕吐，不思乳食，夜卧不安。舌苔垢浊厚腻或微黄，脉滑实，指纹滞。

4. **脾虚泻** 大便时溏时泄，色淡不臭，多于食后作泻，时轻时重，反复发作，稍有饮食不慎，大便次数即增多，兼见水谷不化；或伴饮食减少，脘腹胀闷不舒，面色萎黄，肢倦乏力，形体消瘦。舌淡苔白，脉缓弱，指纹淡。

表11 小儿腹泻的诊断要点

病名	临床表现	舌脉
寒湿泻	泻下清稀，色淡不臭，腹痛肠鸣，脘闷食少	苔薄白，指纹色红
湿热泻	大便水样，气味秽臭，腹痛身热，泻下急迫	舌红，苔黄腻，指纹紫
伤食泻	腹痛肠鸣，泻后痛减，便溏，夹乳块或饭渣，味酸臭	苔厚腻，指纹滞
脾虚泻	大便溏泄，神疲乏力，纳差，多于饭后反复发作，常见水谷不化	舌淡苔白，指纹淡

二　治疗

（一）推拿疗法

1.**基础方**　补脾经、补大肠、摩腹、揉天枢各 300 次，推上七节骨、揉龟尾各 100 次。本方具有理肠止泻之效。

2.**辨证加减**

（1）寒湿泻

①治则：散寒化湿，温中止泻。

②处方：推三关、揉外劳宫、摩腹、补脾经、补大肠各 300 次，揉龟尾 100 次。

③方义：推三关、揉外劳宫，温中散寒；补脾经、补大肠、摩腹能健脾化湿；揉龟尾能理肠止泻。

（2）湿热泻

①治则：清热利湿，分利止泻。

②处方：清大肠、退六腑各 300 次，清补脾经、清胃经各 200 次，推下七节骨、揉龟尾各 100 次。

③方义：清大肠、退六腑，能清泄肠道湿热；清胃经、清补脾经，能泻脾胃湿热；推下七节骨，能泄热通便；揉龟尾，能理肠止泻。

（3）伤食泻

①治则：消食导滞，助运止泻。

②处方：补脾经、运内八卦、摩腹各 300 次，清胃经、清大肠、退六腑各 200 次，揉龟尾 100 次。

③方义：补脾经，能健脾消食；运内八卦，能消宿食、降胃

逆；摩腹，善消宿食；清胃经、清大肠、退六腑，能清胃热，消食导滞；揉龟尾，能理肠止泻。

（4）脾虚泻

①治则：健脾益胃，温阳止泻。

②处方：补脾经、补大肠、摩腹各 300 次，揉外劳宫 200 次，推上七节骨、揉龟尾各 100 次，捏脊 20 次。

③方义：补脾经、补大肠，能健脾益气；揉外劳宫，能温中健脾；摩腹、捏脊，能温阳消食；推上七节骨、揉龟尾，能理肠止泻。

（二）拔罐疗法

1.取穴 脾俞、大肠俞、命门等穴。

2.操作步骤 用止血钳或镊子等夹住 95% 的乙醇棉球，一手握罐体，罐口朝下，将棉球点燃后立即伸入罐内摇晃数圈随即退出，然后迅速将罐扣于应拔部位，此时罐内已成负压即可吸住。

（三）艾灸疗法

1.取穴 神阙。

2.操作步骤

（1）隔姜灸 切取厚约 0.3cm 的生姜 1 片，在其中心处用针穿刺数孔，上置艾炷，放在神阙穴上，用火点燃艾炷施灸。若患儿感觉灼热不可忍受，可将姜片向上提起，稍待片刻，重新放下再灸。艾炷燃尽后换另一炷依前法再灸，直到局部皮肤潮红为止。一般每穴灸 5 ～ 7 壮。本法可根据患儿病情反复施灸，主要适用于寒湿泻。

（2）隔盐灸　常用于脐窝部施灸。用干燥纯净的食盐末适量，将脐窝填平，上置艾炷，用火点燃施灸。如患儿感到灼痛时即用工具移去残炷，换另一炷再灸，灸满规定的壮数为止，一般每穴可灸 5～7 壮。本法适用于急性泄泻。

（四）刮痧疗法

1. 取穴　背部脊柱两侧膀胱经等部位。

2. 操作步骤　在施术部位涂上刮痧油后，术者手持刮痧板，在施术部位按一定的力度刮拭，直至皮肤出现痧痕为止。每次刮拭应保持速度均匀、力度平稳，不要忽轻忽重。

（五）临证备要

1. 推拿疗法治疗小儿单纯性腹泻疗效较好。

2. 应用摩腹手法时，动作宜轻，时间稍长。

3. 临床上，如推拿治疗一两次而疗效欠佳时，需配合口服汤药治疗。

小儿便秘

一 概述

小儿便秘是指大便秘结不通，排便时间延长，或欲大便而排时不爽，艰涩难以排出的病症。便秘既可单独出现，又可继发于其他疾病过程之中。单独出现的便秘，多为习惯性便秘，与体质、饮食习惯及生活作息有关，如突然改变生活环境，或过食辛辣香燥之物，或饮食过于精细均可发生一过性便秘。其他疾病过程中所出现的便秘，多见于某些器质性疾病，如先天性巨结肠。本病相当于西医学中的功能性便秘。

（一）禁忌证

1. 皮肤有破损（如烧伤、烫伤、擦伤、裂伤等）、炎症、疔疮、疖肿、脓肿、不明肿块及瘢痕等。

2. 有明显的感染性疾病，如骨结核、骨髓炎、蜂窝织炎、丹毒等。

3. 有急性传染病，如猩红热、水痘、病毒性肝炎、肺结核、梅毒等。

4.有出血倾向的疾病，如血小板减少性紫癜、白血病、血友病、再生障碍性贫血、过敏性紫癜，以及正在出血和有内出血的部位。

5.骨与关节结核和化脓性关节炎局部，以及可能存在的肿瘤、外伤骨折、脱位等疾病。

6.严重的心、肺、肝、肾等脏器疾病。

7.有严重症状而诊断不明确者慎用。

（二）适应证

小儿便秘通常分为实秘和虚秘。

1.**实秘**　大便秘结，脘腹胀痛，不思饮食，手足心热，或恶心呕吐，或有口臭，纳食减少；大便秘结不通，或如羊屎状，腹胀不适，或面赤身热，或口舌生疮；欲便不得，甚或腹胀疼痛，胸胁痞满，嗳气频作。苔黄或燥，脉弦滑，指纹色紫。

2.**虚秘**　大便秘结或不甚干燥，时有便意，但努挣难下，挣时汗出气短，排便时间长，便后疲乏，神疲气怯，面色少华。舌淡苔薄，脉虚弱，指纹淡红。

表12　小儿便秘的诊断要点

病名	临床表现	舌脉
实秘	便干，腹胀痛，口臭，纳少	苔黄或燥，脉弦滑，指纹色紫
虚秘	排便时间长，形瘦，神疲	舌淡苔薄，脉虚弱，指纹淡红

二 治疗

（一）推拿疗法

1. **基础方** 清补脾经、按揉足三里、摩腹各 300 次，按揉膊阳池 100 次，捏脊 20 次。本方具有健脾调中、理气通腹之效。

2. **辨证加减**

（1）实秘

①治则：调理脾胃，消积导滞。

②处方：清大肠、摩腹各 300 次，清补脾经（清后加补）、退六腑、运内八卦各 200 次，按揉膊阳池、推下七节骨各 100 次，按揉足三里、搓摩胁肋、捏脊各 20 次。

③方义：清补脾经、摩腹、捏脊、按揉足三里，能健脾助运；运内八卦、搓摩胁肋，能疏肝理气，调理脾胃；清大肠、退六腑、按揉膊阳池、推下七节骨，能消积导滞。

（2）虚秘

①治则：健脾益气，养血滋阴。

②处方：补脾经、推三关、摩腹各 300 次，补肾经、清大肠各 200 次，按揉膊阳池、揉上马、按揉足三里、捏脊各 20 次。

③方义：补脾经、推三关、摩腹、捏脊、按揉足三里，能健脾调中，益气养血；补肾经、清大肠、按揉膊阳池、揉上马，能滋阴润燥。

（二）拔罐疗法

1. **取穴** 足三里、天枢、关元等穴。

2.**操作步骤**　用止血钳或镊子等夹住95%的乙醇棉球，一手握罐体，罐口朝下，将棉球点燃后立即伸入罐内摇晃数圈随即退出，然后迅速将罐扣于应拔部位，此时罐内已成负压即可吸住。

（三）其他疗法

1.将肥皂削成条状塞入患儿肛门，可刺激直肠壁反射引起排便。

2.将开塞露注入患儿肛门，可刺激直肠壁反射引起排便。

（四）临证备要

1.嘱患儿适量多饮水，多进食蔬菜、水果，尤其是粗纤维类蔬菜。

2.鼓励患儿经常参加体育活动，避免久坐少动。

3.对患儿进行排便训练，使其养成定时排便的习惯。

4.推拿疗法治疗小儿单纯性便秘疗效较好。摩腹及推下七节骨具有较好的通便作用，尤其适应于实秘患儿。

5.应用摩腹手法时，动作宜轻，时间稍长。

6.临床上，如推拿治疗一两次而疗效欠佳，需配合口服汤药治疗。

7.临床上，部分患儿可能是由于先天性巨结肠引起的便秘，推拿仅仅是辅助治疗，必要时需到胃肠外科诊治。